技能型人才培养"十三五"规划实训教材

内科护理
实训指导

主　编　梁启斌　麻尔光

副主编　韦秀丽　李彩新　黄安胜　甘权海

编　者（按姓氏笔画排序）

王煬圣　韦秀丽　韦艳飞　甘权海

闭凤英　李彩新　吴小勤　邹欢欢

汪耀慧　罗　莹　周玉娟　姚　尧

黄安胜　黄斯密　麻尔光　梁启斌

覃小群　覃俏理

西安交通大学出版社
XI'AN JIAOTONG UNIVERSITY PRESS

图书在版编目(CIP)数据

内科护理实训指导/梁启斌,麻尔光主编. —西安:西安交
通大学出版社,2017.8
技能型人才培养"十三五"规划实训教材
ISBN 978 - 7 - 5693 - 0032 - 1

Ⅰ.①内… Ⅱ.①梁… ②麻… Ⅲ.①内科学-护理学-
高等职业教育-教学参考资料 Ⅳ.①R473.5

中国版本图书馆 CIP 数据核字(2017)第 209893 号

书　　名	内科护理实训指导	
主　　编	梁启斌　麻尔光	
责任编辑	宋伟丽	
出版发行	西安交通大学出版社	
	(西安市兴庆南路 10 号　邮政编码 710049)	
网　　址	http://www.xjtupress.com	
电　　话	(029)82668357　82667874(发行中心)	
	(029)82668315(总编办)	
传　　真	(029)82668280	
印　　刷	西安明瑞印务有限公司	
开　　本	787mm×1092mm　1/16　　**印张** 7.25　　**字数** 166 千字	
版次印次	2018 年 8 月第 1 版　　2018 年 8 月第 1 次印刷	
书　　号	ISBN 978 - 7 - 5693 - 0032 - 1	
定　　价	21.00 元	

读者购书、书店添货,如发现印装质量问题,请与本社发行中心联系、调换。
订购热线:(029)82665248　(029)82665249
投稿热线:(029)82668803　(029)82668804
读者信箱:med_xjup@163.com

技能型人才培养"十三五"规划实训教材
建设委员会

FOREWORD
前　言

　　内科护理学是一门实践性较强的学科,是培养综合素质护理人才的基础。《内科护理实训指导》以《内科护理学》教材为指导,以职业技能培养为根本,满足教学需要和岗位需要。

　　本书共包括 18 个实训内容,其中 7 个病例分析,11 个常见内科护理操作。每个实训基本包括实训目的、实训准备、实训方法及步骤、实训流程、实训评价、实训作业,旨在巩固实践知识与技能。

　　本书特点:结合临床需要,重点突出;体现以学生为本的教学思想,以患者为中心的护理理念;结合高等职业教育学生的认知特点,对操作步骤进行详细的阐述,通俗易懂,实用性和可操作性强。

　　本书能够得以顺利完成,百色市民族卫生学校的各位编写老师付出了辛勤的劳动,咸阳职业技术学院赵小义老师为本书做了全面审读,提高了书稿质量,在此表示衷心的感谢!

　　尽管各位编者尽了最大努力,但由于编写水平有限和时间较为仓促,书中难免存在不妥之处,恳请广大师生在使用中给予批评指正。

编　者

2018 年 5 月

CONTENTS

目录

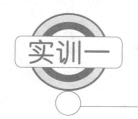

实训一　　X线片阅片

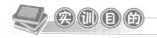

（1）掌握 X 线片的临床意义（为临床疾病诊断、治疗效果评价提供辅助依据）。

（2）能进行 X 线片观察。

（3）能根据 X 线片了解疾病的严重程度。

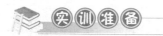

1. 护士准备

熟悉实验内容，衣帽整洁。

2. 用物准备

各种胸部疾病典型 X 线片、观片灯、笔、实训报告纸、多媒体课件等。

3. 环境评估

环境整洁，观片灯亮度适中，便于观察。

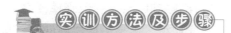

（一）实训方法

（1）观看典型疾病 X 线片的多媒体教学影像资料。

（2）由教师示教 X 线片的观察方法。

（3）教师示教完毕后，学生进行单独训练，教师巡回指导。

（4）教师总结与反馈。

（5）学生完成实训报告。

(二)操作步骤

1.接通电源

打开观片灯电源,使灯发亮。

2.夹上 X 线片

将胸片夹到 X 线片夹上。

3.观察正常胸片 X 线表现

胸廓对称,两侧肋骨及肋间隙正常;两肺纹理清晰,未见明显实质性浸润;两侧肺门纵隔未见明显异常;心脏大小、形态在正常范围内;膈肌平滑,双侧肋膈角锐利。

4.观察大叶性肺炎 X 线表现

X 线征象较临床症状及体征出现晚 3～12 小时,其 X 线表现为不同程度、不同形态的渗出与实变。实变期(包括红肝样变期和灰肝样变期)X 线表现为密度均匀的致密影。病变累及一个肺叶的一部分则边缘模糊,其中可见透明的支气管影,即支气管气像。病变累及肺段表现为片状或三角形致密影。如累及肺叶的大部分或全部肺叶,则呈大片均匀致密影,以叶间裂为界,边缘清晰,形状与肺叶的轮廓一致。

5.观察肺不张 X 线表现

大叶性肺不张呈均匀性密度增高影,肺叶变小,边缘向内凹陷。相邻的肺组织因代偿性气肿而透亮度增强。下叶不张者横膈升高,纵隔、气管向患侧移位。

6.观察干酪性肺炎 X 线表现

干酪性肺炎多见于右肺上叶,其密度较高,可见大片实变影中有多处虫蚀样空洞影。同时其他肺野常有播散性结核灶。

7.观察肺癌 X 线表现

(1)中心型肺癌的主要 X 线表现　直接征象:①肺门影增大与肺门部肿块,系由瘤体本身或转移的肿大淋巴结共同组成。②体层摄影或支气管造影,可显示腔内的充盈缺损或肿块影,同时可见管腔的不规则狭窄甚至闭塞。间接征象:①局限性肺气肿,系癌肿沿管壁浸润生长,管腔部分通气受阻所致。②肺不张,系管腔被肿瘤完全阻塞所致。表现为所属肺叶(段)体积缩小,密度增高的片状影,伴肋间隙窄,纵隔向患侧移位,膈肌升高。③阻塞性肺炎,支气管管腔狭窄与阻塞,腔内分泌物引流不畅,极易并发无菌性肺炎或继发细菌感染。发生于右上叶的中心型肺癌,肺门肿块和右上叶不张连在一起,可形成横行"S"状的下缘。肿块内可形成空洞,表现为内壁不规则的偏心性空洞。

(2)外围型肺癌的 X 线表现　肺癌早期病灶较小,直径多在 2.0cm 以下,表现为密度较高的轮廓模糊的结节状或球形病灶,有时表现为肺炎样小片状浸润,密度不均匀,呈进行性增大。直径 3cm 以上,则密度增加且较均匀,轮廓变清晰,有分叶或切迹征象,同时可见短毛刺。若有空洞,则多呈偏心性,其内壁凹凸不平,较少出现液平面。近胸膜侧,常可见到因胸膜增厚、皱缩所致的"兔耳征""尾巴征"；近肺门侧,则可见到扭曲增粗的条索状影与肺门相连。若有淋巴转移,可见肺门淋巴结肿大和纵隔影增宽。

8.观察胸腔积液 X 线表现

(1)游离性胸腔积液具体表现如下。

1)少量积液:积液首先聚积于后肋膈角,立位 X 线检查难以发现,向一侧倾斜 60°,或侧卧位,或加用头高脚低水平 X 线投照,方能表现出 100ml 左右的积液。X 线表现为液体沿胸壁内缘形成窄带状均匀致密影。积液量在 300～400ml 以上的积液,立位观显示外侧肋膈角变钝、填平,或可见到肋膈角沿侧胸壁有向上延伸的带状影。

2)中等量积液:液体量较多时,由于液体的重力作用而积聚于胸腔下部、肺的四周,表现为胸下部密度均匀增高致膈影消失。

3)大量积液:液体上缘可达第 2 肋间。一侧胸部显示为均匀浓密影,有时仅肺尖部透明,并有同侧肋间隙增宽,膈下降,纵隔向对侧移位。

(2)局限性(包裹性)胸腔积液具体表现如下。

1)肋胸腔包裹性积液:胸膜炎时,脏层、壁层胸膜发生粘连使积液局限于胸腔的某一部位,为包裹性积液。积液多包裹在腋缘或靠后侧胸壁。当转动患者到切线位置时,可显示从胸壁向胸内突出的半圆形或纺锤形均匀的浓密影,边缘锐利。

2)叶间积液:叶间积液可局限于叶间裂,但多与游离性胸腔积液并存,或系游离性积液进入叶间裂。包裹在叶间胸膜腔者则呈长圆形或梭形均匀致密影,其长轴沿叶间延伸。液体量多时,可呈球形。

9.观察气胸的主要 X 线表现

(1)胸腔内气体将肺压缩,使被压缩肺与胸壁间出现透明的含气区。

(2)见不到肺纹理。

(3)被压缩肺的边缘呈纤细的线状致密影,呼气时清晰。

(4)大量气胸时,肺门出现密度均匀的软组织影,纵隔向健侧移位,患侧膈下降,肋间隙增宽。

(5)张力性气胸可发生纵隔疝,健侧肺可有代偿性肺气肿,发生粘连,可见条状粘连影。

10.观察典型浸润型肺结核 X 线表现

(1)结核球　为纤维组织包绕干酪样结核病变或阻塞性空洞被干酪样物质充填而形成的球形病灶,呈圆形、椭圆形或分叶状,多数为单发,少数可多发。多见于锁骨下区,其直径为 2～3cm。一般表现为球形块状影,轮廓清晰,密度不均,可含有钙化灶或透光区,周围可有散在的纤维增殖性病灶,常称为"卫星灶"。

(2)干酪性肺炎的主要 X 线表现如下。

1)大叶性干酪性肺炎:①肺段或肺叶的大部分呈致密性实变,轮廓与大叶性肺炎相似,但密度较高。②可见大片致密影中有虫蚀样空洞。③同侧肺或对侧肺内有播散性病灶。

2)小叶性干酪性肺炎:①表现为两肺内分散的小叶性致密影。②病灶有时与大叶性同时存在,并伴播散灶和虫蚀样空洞。

11. 观察左心房增大的 X 线表现

(1)食管中段(左房段)受压向后移位,可有轻、中、重度移位。

(2)心右缘出现增大的左房弓影,心底部双心房影或双重密度增浓影。

(3)心左缘呈四个弓段,即左心耳突出,第三弓形成。

(4)左主支气管受压抬高。

12. 观察心包积液及心肌病的主要 X 线表现

(1)少量积液(200~300ml)不易发现,侧位胸片可见心影向后增大,下腔静脉影消失。

(2)中等量至大量心包积液 X 线诊断比较容易。①心影增大,心缘上的弧段分界不清;②大血管影缩短,为液体充盈所致,呈烧瓶状;③心包向两侧扩张,由于在膈上的附着点比较固定,所以心膈角变得非常锐利;④心脏搏动减弱或完全消失;⑤两肺野清晰。

(3)心肌病引起全心增大,以心室扩张为主。X 线征象表现为心脏向两侧增大,搏动减弱。

13. 观察右心室增大的主要 X 线征象

(1)右心室主要向前、向左、向后增大,心呈二尖瓣型。

(2)心腰变得丰满或膨隆。

(3)相反搏动点下移。

(4)右前斜位,心前缘下段膨隆,心前间隙变窄。

(5)左前斜位,心室膈段增长,室间沟向后上移位。

14. 学生观察,教师指导

略。

15. 整理用物

略。

16. 书写实训报告

略。

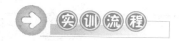

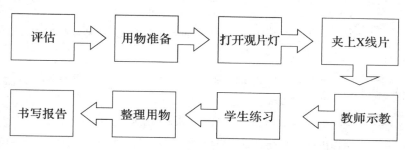

```
┌──────┐      ┌────────┐      ┌────────┐      ┌──────────┐
│ 评估 │ ──▶ │用物准备│ ──▶ │打开观片灯│ ──▶ │ 夹上X线片 │
└──────┘      └────────┘      └────────┘      └──────────┘
                                                   │
                                                   ▼
┌────────┐      ┌────────┐      ┌────────┐      ┌──────────┐
│书写报告│ ◀── │整理用物│ ◀── │学生练习│ ◀── │ 教师示教 │
└────────┘      └────────┘      └────────┘      └──────────┘
```

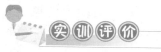

详见考核参考标准。

<h3 style="text-align:center">实训一　X线片阅片考核参考标准</h3>

项目总分		操作技术标准	分值	得分
素质要求 （4分）		·着装整齐,仪表端庄	2	
		·报学号、姓名及操作项目,态度和蔼,面带微笑	2	
操作前准备 （8分）		·评估环境:温、湿度适宜,安静整洁,光线适中,便于观察	3	
		·用物准备:胸部典型疾病的X线片、观片灯、笔、实训报告纸	3	
		·学生准备（开始计时）	2	
操作 步骤 （76分）	观片灯 准备	·插上电源,打开观片灯	3	
	夹X线片	·夹X线片	2	
	判断位置 正确	·分清左右上下	3	

项目总分		操作技术标准	分值	得分
操作步骤 (76分)	大叶性肺炎 X线表现	• X线表现为不同程度、不同形态的渗出与实变	4	
		• 实变期(包括红肝样变期和灰肝样变期)X线表现为密度均匀的致密影	6	
		• 病变累及一个肺叶的一部分则边缘模糊,其中可见透明的支气管影,即支气管气像	4	
		• 病变累及肺段表现为片状或三角形致密影	10	
		• 移枕至近侧,协助患者翻身侧卧于铺好的一侧,转至对侧	10	
		• 如累及肺叶的大部分或全部肺叶,则呈大片均匀致密影,以叶间裂为界,边缘清晰,形状与肺叶的轮廓一致	6	
	肺癌X线表现	• 直接征象:①肺门影增大与肺门部肿块,系由瘤体本身或转移的肿大淋巴结共同组成。②体层摄影或支气管造影,可显示腔内的充盈缺损或肿块影,同时可见管腔的不规则狭窄甚至闭塞	8	
		• 间接征象:①局限性肺气肿,系癌肿沿管壁浸润生长,管腔部分通气受阻所致。②肺不张,管腔被肿瘤完全阻塞所致。表现为所属肺叶(段)体积缩小,密度增高的片状影,伴肋间隙窄,纵隔向患侧移位,膈肌升高。③阻塞性肺炎,支气管管腔狭窄与阻塞,腔内分泌物引流不畅,极易并发无菌性肺炎或继发细菌感染。发生于右上叶的中心型肺癌,肺门肿块和右上叶不张连在一起,可形成横行"S"状的下缘	8	
		• 肿块内可形成空洞,表现为内壁不规则的偏心性空洞	2	
	肺不张X线表现	• 大叶性肺不张呈均匀性密度增高影,肺叶形态变小,边缘向内凹陷。相邻的肺组织因代偿性气肿而透亮度增强。下叶不张者横膈升高,纵隔、气管向患侧移位	2	
	干酪性肺炎X线表现	• 多见于右肺上叶,其密度较高,可见大片实变影中有多处虫蚀样空洞影。同时其他肺野常有播散性结核灶	2	
	心包积液X线表现	• ①心影增大,心缘上的弧段分界不清;②大血管影缩短,为液体充盈所致,呈烧瓶状;③心包向两侧扩张,由于在膈上的附着点比较固定,所以心膈角变得非常锐利;④心脏搏动减弱或完全消失;⑤两肺野清晰	4	
	整理用物	• 整理用物、洗手(计时结束)	2	

续表

项目总分	操作技术标准	分值	得分
综合评价 （12 分）	·举止端庄,仪表大方,操作规范,熟练有序	2	
	·X 线片安装正确	2	
	·辨认准确	4	
	·描述完整	2	
	·操作时间在 15 分钟内	2	
总分		100	

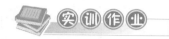

书写实训报告。

实训一 X 线片阅片实训报告

姓名		实训日期		学号	
班级		带教教师		评分	

【实训目的】

【实训准备】

【X 线表现】

1.肺炎 X 线表现

2.肺癌 X 线表现

3.胸腔积液 X 线表现

4.肺结核 X 线表现

5.气胸 X 线表现

教师签名：

批阅时间：

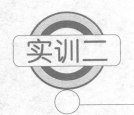

模拟人肺部听诊

实训二

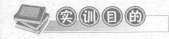

（1）掌握肺部听诊的目的（协助肺部疾病的发现与诊断）。

（2）能对肺部进行听诊，能辨别干、湿啰音及正常呼吸音。

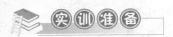

1.护士准备

熟悉实验内容，衣帽整洁。

2.用物准备

肺部听诊模拟人、听诊器、笔、实训报告、多媒体课件等。

3.环境评估

环境整洁，光线适中，便于听诊及观察。

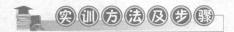

（一）实训方法

（1）观看肺部听诊的多媒体教学影像资料。

（2）由教师示教听诊部位及方法。

（3）教师示教完毕。学生进行单独训练，教师巡回指导。

（4）教师总结与反馈。

（5）学生完成实训报告。

（二）操作步骤

（1）模拟实验室中每个实验台放置 4～5 台模拟器，可供一个实习小组 4～5 名学生使用。

（2）将电源插头插入 220V 电源插座，打开电源开关，此时部位选择和体征选择窗口显示

"00"。

（3）模拟人心肺听诊区域体征选择：根据教学需要，参照操作对比表选择体征编号，按体征选择键"△"或"▽"选择所需体征。

（4）心肺触诊：按"触诊"键，此时触诊指示灯亮，部位选择和体征选择的方法与听诊基本相同，如果欲改为听诊，再按一下"触诊"键，此时触诊指示灯灭，即可进行听诊。

（5）调到肺部听诊键。

（6）按键功能

1）音量调节键：按"△"键可使音量增大，按"▽"键可使音量减小。

2）复位键：按复位键可使仪器进入初始状态，窗口显示"00"。每次变换部位或体征不必按"复位"键。

（7）学生戴上听诊器，每按一个键，让学生听几分钟，并说出是哪种呼吸音。

（8）最后在不提示的情况下，让学生回答是哪种呼吸音，根据学生回答，给予评分。

（9）实训完毕，整理用物。关闭仪器设备，关闭电源。

（10）书写实训报告。

（三）注意事项

（1）溶剂和腐蚀剂材料可以破坏模型，所以不要使模型接触这些材料，不要用圆珠笔在模型表面上涂画，覆盖在模型表面的灰尘一般用中性肥皂水或温水清洗，然后使用软纸巾或软布擦干。

（2）操作训练结束后，特别是长时间不用时，应将模型擦拭清理干净，表面覆盖一层干净的塑料袋，可以避免灰尘落在模型上，以延长使用寿命。

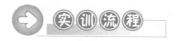

实训流程

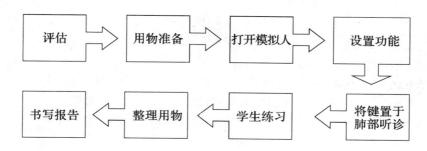

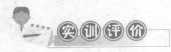 实训评价

详见考核参考标准。

实训二　模拟人肺部听诊考核参考标准

项目总分		操作技术标准	分值	得分
素质要求 （4分）		·着装整齐,仪表端庄	2	
		·报学号、姓名及操作项目,态度和蔼,面带微笑	2	
操作前准备 （8分）		·评估环境:温、湿度适宜,安静整洁,光线适中,便于观察	3	
		·用物准备:肺部听诊模拟人、听诊器、笔、实训报告	3	
		·学生准备(开始计时)	2	
操作步骤 （76分）	模拟人准备	·插上电源,打开模拟人控制键	2	
	调节按键	·调到肺部听诊键	2	
	判断位置正确	·学生确定听诊位置	2	
	正常呼吸音	·支气管呼吸音:正常人在喉部、锁骨上窝、背部第6颈椎至第2胸椎附近,均可听到支气管呼吸音	10	
		·肺泡呼吸音:除了上述支气管呼吸音的部位和下述的支气管肺泡呼吸音的部位外,其余肺部都可听到肺泡呼吸音	10	
		·支气管肺泡呼吸音:正常人在胸骨角附近,肩胛间区的第3、4胸椎水平及右肺尖可以听到支气管肺泡呼吸音	10	
	病理性呼吸音	·肺泡呼吸音减弱或消失:多见于呼吸运动障碍、气道阻塞、肺顺应性下降、胸腔内肿物、胸膜疾病	6	
		·肺泡呼吸音增强:多见于运动、发热、甲状腺功能亢进、贫血、代谢性酸中毒	6	
		·病理性支气管呼吸音:多见于炎症性肺实变、肺结核、肺脓肿、肺癌形成空洞时;胸腔积液、肺部肿块等使肺组织受压发生肺不张时	6	
		·病理性支气管肺泡呼吸音:常见于肺实变区小且与正常肺组织掺杂存在,或肺实变部位较深并被正常肺组织所遮盖	6	
		·粗湿啰音:发生于气管、主支气管或空洞部位,多出现于吸气早期	6	
		中湿啰音:发生于中等的支气管,多出现于吸气后期		
		细湿啰音:发生于小支气管,多在吸气后期出现		
		捻发音:极细均匀一致的湿啰音,多在吸气终末听及		
		·干啰音:病理和湿啰音差不多,但是发出的声音是咆哮音	2	
		·哮鸣音:多见于支气管哮喘	4	

续表

项目总分		操作技术标准	分值	得分
胸膜摩擦音		· 多见于胸膜炎症,如结核性胸膜炎、化脓性胸膜炎以及其他原因引起的胸膜炎症	2	
整理用物		· 整理用物、洗手(计时结束)	2	
综合评价(12分)		· 举止端庄,仪表大方,操作规范,熟练有序	2	
		· 听诊正确	2	
		· 辨认准确	4	
		· 描述完整	2	
		· 操作时间在15分钟内	2	
总分			100	

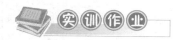

书写实训报告。

实训二　模拟人肺部听诊实训报告

姓名		实训日期		学号	
班级		带教教师		评分	

【实训目的】

【实训准备】

【各种呼吸音及常见疾病】

【注意事项】

教师签名：

批阅时间：

实训三　　　　　　　　　　　胸腔穿刺

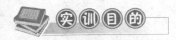

（1）掌握胸腔穿刺的目的：①对胸腔积液或气胸者，抽取积液或积气，以改善压迫症状。②抽取胸腔积液送检，以明确胸水性质，协助诊断。③对脓胸或恶性胸腔积液患者，进行胸腔内药物注射辅助治疗。

（2）能有效配合医生进行胸膜腔穿刺。

（3）对穿刺患者能进行护理。

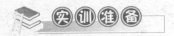

1. 护士准备

熟悉实验内容，衣帽整洁，洗手。

2. 用物准备

常规消毒治疗盘 1 个，无菌胸腔穿刺包 1 套（内有连接有橡胶管的胸腔穿刺针 2 个、5ml 和 50ml 注射器、7 号针头、洞巾、纱布、试管、无菌手套等），1％普鲁卡因或 2％利多卡因，1∶1000肾上腺素，胶布，量杯，棉签，消毒液，血管钳，龙胆紫药水，还有多媒体课件等。若需抽气，还应准备人工气胸抽气箱。必要时按医嘱备药。

3. 环境评估

环境整洁，光线适中，便于穿刺操作。

4. 患者准备

核对患者，向患者解释胸腔穿刺的目的以及术中注意事项，如穿刺时不要咳嗽或深呼吸，术中不能移动身体，以免损伤胸膜，导致气胸的发生。做普鲁卡因皮试。

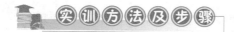 **实训方法及步骤**

（一）实训方法

（1）观看胸腔穿刺的多媒体教学影像资料。

（2）由教师示教穿刺的方法步骤。

（3）教师示教完毕后,学生进行单独训练,教师巡回指导。

（4）教师总结与反馈。

（5）学生完成实训报告。

（二）操作步骤

（1）评估患者。评估患者意识、血压、呼吸、脉搏、穿刺部位皮肤、配合程度。

（2）核对解释。携用物至患者床旁,核对患者;向患者解释胸腔穿刺的目的及意义;说明配合的方法。

（3）嘱患者取坐位,面向椅背,两前臂置于椅背上,前额伏于前臂上（不能起床者可取半坐卧位,患侧上臂上举抱于枕部）。

（4）确定穿刺点,穿刺点选在叩诊实音最明显的部位,一般常取肩胛线或腋后线 7、8 肋间,有时也选腋中线 6、7 肋间,或腋前线第 5 肋间为穿刺点。包裹性积液可结合 X 线或超声检查进行定位,穿刺点用蘸龙胆紫的棉签在皮肤上做标记。

（5）常规消毒皮肤,戴无菌手套,覆盖消毒洞巾（助手协助提供消毒液,棉签）。

（6）用 1% 普鲁卡因在下一肋上缘的穿刺点自皮肤至胸膜壁层进行局部浸润麻醉（助手协助提供麻醉药）。

（7）让穿刺针胶管上的夹子处于关闭状态,以左手拇指和食指固定穿刺部位皮肤,右手持穿刺针从局部麻醉穿刺点垂直缓慢刺入,当针锋抵抗感突然消失,提示壁层胸膜被刺破（一般深 1.5～2.5cm）,取注射器与胶管相连,松开夹闭胶管的夹子,慢慢抽出积液。助手用止血钳固定穿刺针,以防刺入过深损伤肺组织。夹闭穿刺针上的橡胶管,拔出注射器,将抽出的积液放到试管中或相应的容器中。助手术中密切观察患者的情况,如有头晕、面色苍白、出冷汗、心悸、胸部剧痛、刺激性咳嗽等,应立即停止抽液,协助患者平卧,密切观察患者生命体征,防止休克。必要时皮下注射 1：1000 肾上腺素 0.5ml。

（8）穿刺完毕,左手拇指与食指按住穿刺部位皮肤,右手拔出穿刺针,覆盖无菌纱布,稍用力按压片刻,用胶布固定。

（9）术后嘱患者平卧或半卧位休息,观察患者生命体征等情况,注意穿刺点有无渗血、渗液或气体逸出。

（10）注入药物者,嘱患者稍活动,有利于药物在胸腔内混匀,并注意观察有无注入药物的不良反应,如发热、胸痛等。

(11)整理用物。将不用的污物放到医用垃圾袋中,器械清洗,消毒,以便再次使用。

(12)洗手记录。记录抽出液的色、质、量,标本及时送检。

(三)注意事项

(1)严格执行无菌操作,避免胸腔内继发感染。

(2)维护患者自尊,注意保暖,避免受凉。

(3)穿刺过程中嘱患者勿咳嗽及转动体位。

(4)穿刺时注意防止空气进入胸腔。当医生将注射器拔离橡皮管前,需要确保橡皮管是夹闭的。

(5)每次抽液、抽气时,不宜过快过多,以防胸腔内压骤降发生肺水肿,导致循环障碍。首次抽液量不宜超过 600ml,以后每次抽液量不应超过 1000ml。

(6)有靠近纵隔、心脏和大血管附近的局限性积液、积脓者,有严重肺气肿、肺大疱者,在心脏或增大的肝、脾附近穿刺者,应谨慎操作。

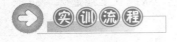

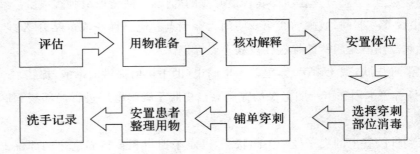

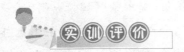

详见考核参考标准。

实训三 胸腔穿刺考核参考标准

项目总分		操作技术标准	分值	得分
素质要求 （4分）		· 着装整齐,仪表端庄	2	
		· 报学号、姓名及操作项目,态度和蔼,面带微笑	2	
操作前准备 （8分）		· 评估环境:温、湿度适宜,安静整洁,光线适中,便于操作	3	
		· 用物准备:常规消毒治疗盘1个、无菌胸腔穿刺包1套、1%普鲁卡因或2%利多卡因、1:1000肾上腺素、胶布、量杯、棉签、消毒液、血管钳、龙胆紫药水等。若需抽气,还应准备人工气胸抽气箱	3	
		· 学生准备:戴口罩、洗手（开始计时）	2	
操作步骤 （76分）	评估患者	· 评估意识、血压、呼吸、脉搏、穿刺部位皮肤、配合程度	3	
	核对患者	· 携用物至患者床旁,核对患者;向患者解释胸腔穿刺的目的及意义;说明配合的方法	2	
	安置体位	· 嘱患者取坐位,面向椅背,两前臂置于椅背上,前额伏于前臂上（不能起床者可取半坐卧位,患侧上臂上举抱于枕部）	3	
	穿刺抽液	· 确定穿刺点,穿刺点选在叩诊实音最明显的部位,一般常取肩胛线或腋后线7、8肋间,有时也选腋中线6、7肋间或腋前线第5肋间为穿刺点。包裹性积液可结合X线或超声检查进行定位,穿刺点用蘸龙胆紫的棉签在皮肤上做标记	10	
		· 常规消毒皮肤,戴无菌手套,覆盖消毒洞巾（助手提供消毒液、棉签）。用1%普鲁卡因在下一肋上缘的穿刺点自皮肤至胸膜壁层进行局部浸润麻醉（助手协助提供麻醉药）	10	
		· 让穿刺针胶管上的夹子处于关闭状态,以左手拇指和食指固定穿刺部位皮肤,右手持穿刺针从局部麻醉穿刺点垂直缓慢刺入,当针锋抵抗感突然消失,提示壁层胸膜被刺破（一般深1.5～2.5cm）,取注射器与胶管相连,松开夹闭胶管的夹子,慢慢抽出积液。助手用止血钳固定穿刺针,以防刺入过深损伤肺组织。夹闭穿刺针上的橡胶管,拔出注射器,将抽出的积液放到试管中或相应的容器中	10	
	穿刺后处理	· 穿刺完毕,左手拇指与食指按住穿刺部位皮肤,右手拔出穿刺针,覆盖无菌纱布,稍用力按压片刻,用胶布固定	8	
		· 术后嘱患者平卧或半卧位休息,观察患者生命体征等情况,注意穿刺点有无渗血、渗液或气体逸出	8	
		· 注入药物者,嘱患者稍活动,有利于药物在胸腔内混匀,并注意观察有无注入药物的不良反应,如发热、胸痛等	8	

项目总分		操作技术标准	分值	得分
	术中观察	• 术中密切观察患者的情况,如有头晕、面色苍白、出冷汗、心悸、胸部剧痛、刺激性咳嗽等,应立即停止抽液,协助患者平卧,密切观察患者生命体征,防止休克。必要时皮下注射1:1000肾上腺素 0.5ml	8	
	整理用物,记录	• 整理用物、洗手、记录(计时结束)	3	
		• 标本送检	3	
综合评价(12分)		• 举止端庄,仪表大方,操作规范,熟练有序	2	
		• 配合默契	2	
		• 观察认真	4	
		• 动作熟练	2	
		• 操作时间在 15 分钟内	2	
总分			100	

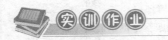

书写实训报告。

实训三 胸腔穿刺实训报告

姓名		实训日期		学号	
班级		带教教师		评分	

【实训目的】

【实训准备】

【操作步骤】

【注意事项】

教师签名：

批阅时间：

实训四 **机械通气**

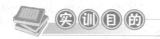

（1）掌握机械通气的目的：①维持适当的肺泡通气量；②改善气体交换效能；③降低呼吸做功。

（2）能正确使用呼吸机。

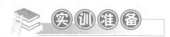

1.护士准备

熟悉实验内容，衣帽整洁，洗手。

2.用物准备

常规消毒治疗盘1个，呼吸机，气管插管，面罩，消毒罐，多媒体课件等。

3.环境评估

环境整洁，光线适中，便于穿刺操作。

4.患者准备

向患者及其家属解释机械通气的目的和意义，教会患者家属配合。

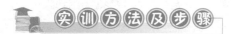

（一）实训方法（以无创通气为例）

（1）观看机械通气的多媒体教学影像资料。

（2）由教师示教机械通气的方法。

（3）教师示教完毕后，学生进行单独训练，教师巡回指导。

（4）教师总结与反馈。

(5)学生完成实训报告。

(二)操作步骤

(1)评估患者需要进行无创呼吸支持的原因。患者出现较为严重的呼吸困难、动用辅助呼吸肌、常规氧疗法(鼻导管和面罩)不能维持氧合或氧合障碍有恶化趋势时,应及时使用无创正压通气(NPPV)。

(2)评估是否存在无创呼吸支持的禁忌证,如意识障碍、呼吸微弱或停止、无力排痰、严重的器官功能不全、上消化道大出血、血流动力学不稳定等,未经引流的气胸或纵隔气肿,严重腹胀,上气道或颌面损伤、术后、畸形,不能配合无创正压通气或面罩不适。

(3)与医生沟通选择无创人工呼吸支持的设备和用物,如无创呼吸机类型,面罩还是鼻罩等。

(4)告知患者及家属使用无创机械通气的目的、基本原理,可能出现的不适和配合方法,如闭口经鼻呼吸等。

(5)安装无创正压通气设备,确保各管道结合紧密,避免漏气(特别注意无牙或有呼吸的患者)。

(6)患者取半坐卧位。

(7)评估患者全身状况,与医生沟通设置呼吸机基本参数。连接呼吸机,首次使用呼吸机1小时内密切监测患者与呼吸机同步情况和呼吸音,以评估患者使用无创呼吸机的耐受性。监测无创呼吸机通气下患者病情进展,并适当调整参数。

(8)使用呼吸机期间,确保呼吸机报警参数处于开启状态。

(9)监测和记录通气效果。观察胸廓运动和胸部听诊的变化、X线的变化、动脉血气的变化。

(10)监测增加氧耗的原因,如发热、颤抖、癫痫发作、疼痛、基础护理活动等。

(11)监测和记录痰液的量、颜色、性状,指导患者有效咳痰,必要时进行胸部物理治疗或经口鼻腔吸痰。

(12)监测有无眼部刺激、皮肤破损、气道阻塞、呼吸困难、焦虑、幽闭恐惧症、胃胀气、气压伤。检查面部、鼻梁皮肤受压情况,消瘦者可用安普贴减压保护皮肤。患者咳嗽时,可松开鼻罩或面罩释放气道压力,如果咳嗽剧烈时,按医嘱给予药物治疗,减少剧烈咳嗽,避免气压伤发生。

(13)保持口腔清洁。

(14)通气时间较长的患者采取面部保护措施,如贴水胶体敷料,避免皮肤压伤。

(15)保证气道湿化,定期检查呼吸机的湿化设置,保证吸入的气体在适宜的温度和湿度。定期检查呼吸机管道的连接和鼻面罩的固定情况,随时倒空冷凝瓶中的冷凝水。

(16)减轻患者的不适。调整体位,治疗鼻炎、咽干,确保间歇通气休息时间。

(17)保证足够的营养摄入。持续无创正压通气的患者,建议留置胃管进食,每4小时回抽胃管了解胃潴留情况,必要时进行胃肠减压。

（18）预防感染。使用一次性呼吸机管道、鼻面罩、呼吸阀等,专人使用,使用时间较长的管路污染时更换呼吸机管道,每周清洗和更换过滤网。

（19）心理照顾。评估机械通气对患者心理状况的影响,为患者提供心理支持。

（20）通气期间确保床旁随时备有急救设备。经无创正压通气治疗后病情加重者,应通知医生,并备好气管插管,配合抢救。

（21）定期评估撤机指征,逐渐降低压力支持水平和(或)延长停机时间,仍能维持足够自主呼吸的能力。

（22）直接撤机:自主呼吸良好,不能耐受插管或出现明显并发症可直接停机。临床一般不采用此种方法。

（23）间断停机:一般用于简单呼吸机,如无 PSV、IMV、SIMV、CPAP、PRVC、VSV、PAV、MVV 等通气方式的呼吸机。采取停机时间:先白天停机,然后晚上停机。先从数分钟开始逐渐延长停机时间。呼吸机使用时间由长变短,最后完全停止。

（三）注意事项

（1）尚未补足血容量的失血性休克及未经胸腔闭式引流的气胸等,应暂缓使用呼吸机。

（2）呼吸机的操作者,应熟练掌握机械性能、使用方法、故障排除等,以免影响治疗效果或损坏机器。

（3）使用呼吸机的患者应有专人监视、护理,按时填写机械通气治疗记录单。

（4）病室每天以 1‰～2‰ 过氧乙酸喷雾消毒,或紫外线等照射 1～2 次。

（5）呼吸机应有专人负责管理,定期维修、保养。使用前后,呼吸机的外部管道、呼吸活瓣、雾化装置等每 2～3 天更换消毒 1 次。

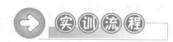

实训流程

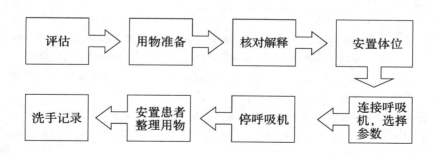

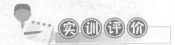实训评价

详见考核参考标准。

实训四　机械通气考核参考标准

项目总分		操作技术标准	分值	得分
素质要求 （4分）		· 着装整齐,仪表端庄	2	
		· 报学号、姓名及操作项目,态度和蔼,面带微笑	2	
操作前准备 （8分）		· 评估环境:温湿度适宜,安静整洁,光线适中,便于操作	3	
		· 用物准备:常规消毒治疗盘1个、气管插管、面罩、消毒罐、呼吸机	3	
		· 学生准备:戴口罩、洗手(开始计时)	2	
操作步骤 （76分）	评估患者	· 评估意识、血压、呼吸、脉搏、口腔、气道,配合程度	2	
	核对患者	· 携用物至患者床旁,核对患者;向患者解释机械通气的目的及意义;说明配合的方法	2	
	安置体位	· 患者取半坐卧位	2	
	通气	· 评估全身情况,选择呼吸机参数	6	
		· 安装无创正压通气设备,确保各管道结合紧密,避免漏气	4	
		· 监测和记录通气效果。观察胸廓运动和胸部听诊的变化、X线的变化、动脉血气的变化	4	
		· 监测增加氧耗的原因,如发热、颤抖、癫痫发作、疼痛、基础护理活动	4	
		· 监测和记录痰液的量、颜色、性状,指导患者有效咳痰,必要时进行胸部物理治疗或经口鼻腔吸痰	6	
		· 监测有无眼部刺激、皮肤破损、气道阻塞、呼吸困难、焦虑、幽闭恐惧症、胃胀气、气压伤。检查面部、鼻梁皮肤受压情况,消瘦者可用安普贴减压保护皮肤。患者咳嗽时,可松开鼻罩或面罩释放气道压力,如果咳嗽剧烈时,按医嘱给予药物治疗,减少剧烈咳嗽,避免气压伤发生	6	
	使用中的护理	· 保持口腔清洁	2	
		· 预防感染。使用一次性呼吸机管道、鼻面罩、呼吸阀等,专人使用,使用时间较长的管路污染时更换呼吸机管道,每周清洗和更换过滤网	4	
		· 通气时间较长的患者采取面部保护措施,如贴水胶体敷料,避免皮肤压伤	4	
		· 保证气道湿化,定期检查呼吸机的湿化设置,保证吸入气体在适宜的温度和湿度。定期检查呼吸机管路的连接和鼻面罩的固定情况,随时倒空冷凝瓶中的冷凝水	8	
		· 减轻患者的不适。调整体位,治疗鼻炎、咽干,确保间歇通气休息时间	6	
		· 保证足够的营养摄入。持续无创正压通气的患者,建议留置胃管进食,每4小时回抽胃管了解胃潴留情况,必要时进行胃肠减压	6	
		· 心理照顾。评估机械通气对患者心理状况的影响,为患者提供心理支持	6	

续表

项目总分		操作技术标准	分值	得分
	撤离呼吸机	·间断停机:一般用于简单呼吸机,如无 PSV、IMV、SIMV、CPAP、PRVC、VSV、PAV、MVV 等通气方式的呼吸机。采取停机时间:先白天停机,然后晚上停机。先从数分钟开始逐渐延长停机时间。呼吸机使用时间由长变短,最后完全停止	2	
	整理用物,记录	·安置患者、整理用物、洗手、记录(计时结束)	2	
综合评价(12 分)		·举止端庄,仪表大方,操作规范,熟练有序	2	
		·配合默契	2	
		·观察认真	4	
		·动作熟练	2	
		·操作时间在 15 分钟内	2	
总分			100	

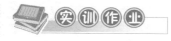

书写实训报告。

实训四　机械通气实训报告

姓名		实训日期		学号	
班级		带教教师		评分	

【实训目的】

【实训准备】

【操作步骤】

【注意事项】

教师签名：

批阅时间：

实训五 呼吸系统疾病典型病例分析

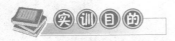

在教师的引导下,学生以护士的角色对肺炎患者的病例资料进行分析,使学生按照护理程序对患者进行护理,培养学生的临床思维能力。

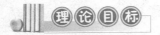

(1)掌握肺炎的临床表现及相应护理措施。

(2)熟悉肺炎的常见并发症及治疗要点。

(3)了解肺炎的辅助检查,并能进行结果分析。

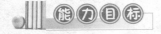

(1)能够按照护理程序对患者进行护理评估。

(2)能够结合患者的病例资料进行综合分析,从而找出患者现存的或潜在的护理问题。

(3)能够结合所学知识对患者提供合理的护理措施。

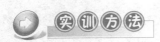

教师向学生展示病例资料,提出问题作为学习任务,学生分组讨论,派代表回答问题,教师做点评或启发引导学生把问题考虑得更加全面、细致、深入。以患者病情变化为线索,根据病情变化提出新的问题,由学生加以解决,以此培养学生的临床思维能力。

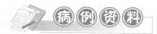

李某,男,30 岁,劳累并受雨淋后发热、咳嗽、咳铁锈色痰、胸痛、气急 3 天,急诊入院。

任务一　接诊护士应主要从哪些方面进行护理评估?

经询问得知患者既往身体健康。

体格检查:体温 39.5℃,脉搏 110 次/分,呼吸 28 次/分,血压 120/80mmHg。急性病容,颈静脉不怒张,扁桃体无肿大,气管居中,心率 110 次/分,律齐,各瓣膜区未闻及病理性杂音,右下肺触觉语颤增强,叩诊音稍浊,右下肺呼吸音减弱,散在湿啰音。腹软无压痛,肝脾肋下未触及,肠鸣音正常,脊柱、四肢无异常,余无异常。

实验室检查:白细胞 $18×10^9$/L,中性粒细胞 0.9。

X 线:右下肺均匀一致高密度阴影。

临床诊断:右下肺大叶性肺炎。

任务二　根据上述资料,该患者主要存在哪些护理问题?

任务三　针对患者目前情况,护士主要应采取哪些护理措施?

患者入院后约 4 小时,又出现恶心、呕吐、热度下降、四肢湿冷,脉搏细弱,烦躁不安,神志模糊。查体:体温 36.7℃,脉搏 120 次/分,呼吸 30 次/分,血压 80/50mmHg。

任务四　此时患者最有可能发生什么危险?护士应如何配合医生积极抢救?

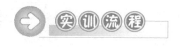

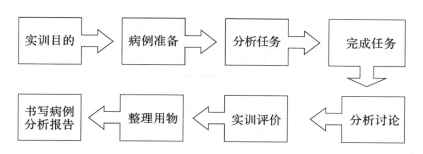

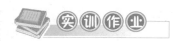

书写病例分析报告。

实训五 呼吸系统疾病典型病例分析报告

姓名		实训日期		学号	
班级		带教教师		评分	

【实训目的】

【病例分析】

教师签名：

批阅时间：

实训六　　心电监护

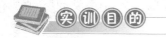

（1）掌握心电监护的目的：用于各种危重病的生命体征监护，或单一使用于心电、血压的监护，以便及时了解病情。

（2）能进行心电监护，并能进行结果分析。

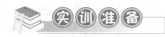

1.护士准备

护士衣帽整齐，洗手。

2.用物准备

上机时用物：监护仪1台、75％酒精、棉签、电极片3～5片、黄色垃圾袋1个、接线板、记录单和笔；撤机时用物：松节油、纸巾若干张。此外，备多媒体课件。

3.环境准备

清洁、安全、安静、舒适，检查周围环境有无电磁干扰。

4.评估患者

评估患者意识状态、皮肤情况及患者的合作能力。

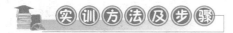

（一）实训方法

（1）观看心电监护的多媒体教学影像资料。

（2）由教师示教心电监护的方法。

（3）教师示教完毕。学生进行单独训练，教师巡回指导。

（4）教师总结与反馈。

(5)学生完成实训报告。

(二)操作步骤

(1)核对解释。准备用物,将监护仪推至患者床旁,核对床号、姓名,并向患者解释,以取得合作。

(2)插上电源,检查仪器,仪器指示灯亮,检查监护仪性能。

(3)根据病情摆好患者体位,清洁患者皮肤,贴好电极,将心电、血压(BP)、血氧饱和度(SpO₂)电缆线分别连接于患者身上,按下仪器的开机键,待仪器屏幕上显示监护画面后,按下血压周期设置键,根据医嘱及病情通过旋转选择键来设置所需的时间周期,再按下血压启动键,仪器默认所设置的血压周期,血压测量完毕,显示屏上出现相应心率、血氧饱和度、呼吸、血压数值,记录于护理记录单上,并交代患者注意事项。

(4)监护仪在使用完毕后,按下关机键,把各输出电缆从患者身上取下。

(5)整理好患者体位,保持床单位整齐。

(6)记录。

(7)整理用物,推回原位放置,用75%酒精擦拭仪器及各输出电缆线。及时补充电极片、心电图纸,以便备用。

(三)注意事项

(1)仪器须放在平台上,四周通风,保持干燥,避免潮湿。

(2)使用前需检查仪器及各输出电缆线是否有断裂、破损,如仪器表面潮湿有污渍,先用干布擦干后再用。

(3)心电电极贴放部位要准确。

(4)当患者应用仪器监护时交代患者不要把东西放在仪器上面及其周围,不能自行随意取下心电、血压、血氧监测电缆线,以免发生意外。

(5)当仪器长期不用时,应每月给仪器充电一次,以延长电池寿命。

(6)禁止在输液或插管肢体上测量血压,局部皮肤破损者禁止绑扎袖带。

(7)清洁仪器时,不要使用稀释剂或苯等化学溶剂,以免损坏仪器。定期检查仪器性能。

(8)心电监护三个导联的位置:左锁骨中线第2肋间,右锁骨中线第2肋间,左腋中线第5肋间。颜色是:黄、黑、红(白、黑、红)。

(9)及时更换监测血氧饱和度探头的位置,2~3小时更换一次,避免发生血液循环不良。注意保护探头,对于不合作者可以用胶布固定,以免探头受损。

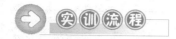

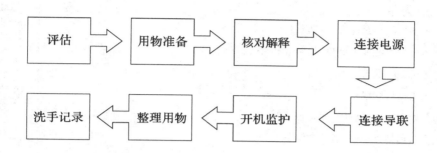

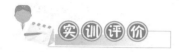

详见考核参考标准。

实训六　心电监护考核参考标准

项目 总分	操作技术标准	分值	得分
评估 (10分)	·转抄医嘱于生命体征单或特护单	2	
	·至病房核对床号、姓名,自我介绍,说明使用心电监护的原因以及目的	3	
	·评估患者生命体征、病情、皮肤情况、心理状态等	3	
	·评估周围环境、光照条件,是否有电磁干扰	2	
准备 (20分)	·要求:着装整齐、洗手、戴口罩	5	
	·备物:上机时:性能良好的心电监护仪1台、75％酒精、棉签、电极片3～5片、黄色垃圾袋1个、接线板、记录单、笔 　　撤机时:松节油、纸巾若干张	15	

项目 总分	操作技术标准	分值	得分
上机 (50分)	• 推物品车至病房,再次核对	2	
	• 协助患者取平卧位,松解衣扣,注意保暖	5	
	• 用75％酒精清洁皮肤	5	
	• 连接导联线:	18	
	如为三导,电极片放置位置为:		
	白色(RA)→右锁骨中线下0.5cm		
	黑色(LA)→左锁骨中线下0.5cm		
	红色(LL)→左侧肋弓处		
	如为五导,电极片放置位置为:		
	白色(RA)→右锁骨中线下0.5cm		
	黑色(LA)→左锁骨中线下0.5cm		
	红色(LL)→左侧肋弓处		
	绿色(RL)→右侧肋弓处		
	棕色(V)→心前区$V_{1\sim6}$任何位置		
	• 连接血压袖带:使被测肢体与心脏处于同一水平,伸肘并稍外展,将袖带 平整地缠于上臂中部,松紧以能放入一到两指为宜,袖带下缘应距肘窝 2～3cm	8	
	• 连接经皮血氧饱和度探头于患者指(趾)端,使感应区对准指(趾)甲	3	
	• 打开电源开关	2	
	• 选择合适导联调节心电图波形振幅至标准,根据患者心率、血压调节报警 上、下限,记录于生命体征单或特护单	3	
	• 协助患者取舒适卧位,整理床单位,说明注意事项	4	
撤机 (10分)	• 核对医嘱	2	
	• 推治疗车至病房,核对,解释	3	
	• 关机,撤除导联线、血压袖带及血氧饱和度探头	2	
	• 清洁患者皮肤,协助其取舒适卧位,整理床单位	3	
注意 事项 (10分)	• 电极片每天更换一次	2	
	• 血压袖带至少每班更换测量肢体	3	
	• 血压袖带与血氧饱和度探头分别连接于不同肢体	2	
	• 使用中的心电监护仪每天用软布蘸75％酒精擦洗	3	
总分		100	

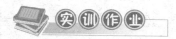

书写实训报告。

实训六　心电监护实训报告

姓名		实训日期		学号	
班级		带教教师		评分	

【实训目的】

【实训准备】

【实训步骤】

【注意事项】

教师签名：

批阅时间：

实训七 心电图检查及分析

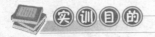

（1）巩固心电图的目的，协助诊断心脏疾病。

（2）能正确使用心电图机。

（3）能对心电图进行分析判断。

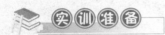

1. 护士准备

护士衣帽整齐，洗手。

2. 用物准备

监护仪 1 台、75%酒精、棉签、电极片 3～5 片、黄色垃圾袋 1 个、接线板、记录单、笔、多媒体课件。

3. 环境准备

清洁、安全、安静、舒适。检查周围环境有无电磁干扰。

4. 评估患者

评估：①患者病情、意识、配合程度。②患者年龄、体重，静脉输液或肢体留置导管情况。③胸部皮肤清洁度，测血压肢体的周径、皮肤状况。

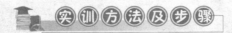

（一）实训方法

（1）观看做心电图检查的教学影像资料。

（2）由教师示教做心电图的方法。

（3）教师示教完毕后，学生进行单独训练，教师巡回指导。

（4）教师总结与反馈。

（5）学生完成实训报告。

（二）操作步骤

（1）将用物推到患者床旁,核对医嘱、核实患者,向患者解释操作目的、注意事项及配合技巧。

（2）连接电源,打开心电图机预热。

（3）暴露患者双踝、双腕及胸部。

（4）安放电极前先做患者皮肤准备,胸毛多者剃毛,并用肥皂水洗净皮肤,不可用酒精清洁皮肤,因酒精可增加皮肤的阻抗。

（5）安放 12 导联装置电极。

（6）按顺序按键,走纸记录。

（7）记录完毕,关闭心电图机电源,卸下导联。

（8）协助患者穿好衣服,盖好被褥。

（9）整理用物。

（10）分析心电图。

1）窦性心动过速心电图特点:①频率大于 100 次/分;②节律规则;③P 波在Ⅰ、Ⅱ、aVF、$V_4 \sim V_6$导联直立,aVR 导联倒置。

2）窦性心动过缓心电图特点:①频率小于 60 次/分;②节律规则;③P 波在Ⅰ、Ⅱ、aVF、$V_4 \sim V_6$导联直立,aVR 导联倒置。

3）房颤心电图特点:①P 波消失,代之以大小不等、形态不同的 f 波。②心房频率在 350～600 次/分。③心律不规则。心室率依快慢分为三种类型:慢速型为心室率≤100 次/分,一般在 60～100 次/分;快速型为心室率在 100～180 次/分;特快型为心室率在 180 次/分以上。④QRS波群形态多数正常,但如合并室内传导阻滞则呈相应的改变。

4）房性早搏心电图特点:①提前出现的 P′波,其形态与窦性 P 波不同;②P′-R 间期＞0.12 秒;③代偿间歇不完全,即早搏前后的两个窦性 P 波的间距小于窦性 P-P 间期的两倍。

5）室性早搏心电图特点:提前出现的宽大畸形的 QRS 波群,时限＞0.12 秒,其前无 P 波,继发 ST 段与 T 波和主波方向相反;联律间期恒定;代偿间期完全;室性早搏可以孤立或规律出现,形成二联律、三联律、成对室早,连续 3 个以上的室性早搏形成短暂阵发性室速。

6）室性心动过速心电图特点:①有连续 3 个或 3 个以上的室性早搏;②QRS 波宽大畸形,时限超过 0.12 秒,心室率 100～250 次/分,频率规则或略不规则,T 波方向与 QRS 主波相反;③P 波与 QRS 波无固定关系(房室分离),但 P 波频率大于 QRS 波群频率,可见心室夺获或心室融合波。

7）心室颤动心电图特点:心电图呈形态、频率及振幅完全不规则的颤动波,频率为

150～500 次/分,无法分辨 QRS 波群、ST 段及 T 波。

8)心室扑动心电图特点:心电图呈相对规则的大振幅波动,频率为 150～250 次/分,无法分辨 QRS 波群、ST 段及 T 波。

9)房室传导阻滞心电图特点。①一度房室传导阻滞心电图特点:节律规则,每个 P 波后有一个 QRS 波,P−R 间期延长超过 0.20 秒,QRS 波正常。②二度Ⅰ型房室传导阻滞心电图特点:P−R 间期逐渐延长,直至脱落一个 R 波后,P−R 间期缩短,继之又延长,周而复始。③二度Ⅱ型房室传导阻滞心电图特点:P−R 间期正常或固定延长,QRS 波群周期性脱漏。④三度房室传导阻滞心电图特点:P−P 间期相等,R−R 间期相等;P 与 R 无固定时间关系(P−R 间期不等);心房率快于心室率;QRS 波正常,表示心室起搏点在交界区;QRS 波增宽变形,表示起搏点在心室。

(11)书写心电图报告。

(12)洗手、记录。

实训流程

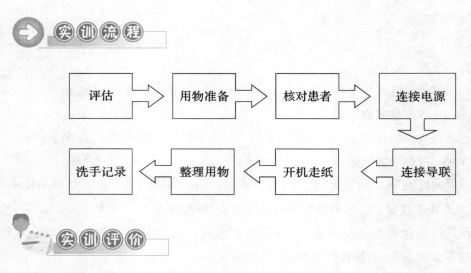

实训评价

详见考核参考标准。

实训七 心电图检查及分析考核参考标准

项目总分	操作技术标准	分值	得分
素质要求 (4分)	·着装整齐,仪表端庄	2	
	·报学号、姓名及操作项目,态度和蔼,面带微笑	2	
操作前准备 (8分)	·评估环境:温湿度适宜,安静整洁,光线适中,便于操作	3	
	·用物准备:监护仪 1 台、75％酒精、棉签、电极片 3～5 片、黄色垃圾袋 1 个、接线板、记录单和笔	3	
	·学生准备:戴口罩、洗手(开始计时)	2	

项目总分		操作技术标准	分值	得分
操作步骤 （76 分）	评估患者	• 评估病情、意识、配合程度；患者年龄、体重，静脉输液或肢体留置导管情况；胸部皮肤清洁度，测血压肢体的周径，皮肤状况	3	
	核对患者	• 携用物至患者床旁，核对患者；向患者解释做心电图的目的及意义；说明配合的方法	2	
	安置体位	• 患者取平卧位	3	
	做心电图	• 连接电源，打开心电图机预热	6	
		• 暴露患者双踝、双腕及胸部	4	
		• 安放电极前先做皮肤准备，胸毛多者剃毛，并用肥皂水洗净皮肤，不可用酒精清洁皮肤，因酒精可增加皮肤的阻抗	8	
		• 安放 12 导联装置电极	6	
		• 按顺序按键，走纸记录	8	
		• 完毕，关闭心电图机电源，卸下导联	8	
	分析心电图	• 分析心电图	4	
		• 测量心电图各波的值	4	
		• 判断心电图波形是否正常	4	
		• 计算心率	6	
		• 书写心电图报告	6	
	安置患者	• 给患者穿好衣服，盖好被褥休息	2	
	整理用物，记录	• 整理用物、洗手、记录（计时结束）	2	
综合评价 （12 分）		• 举止端庄，仪表大方，操作规范，熟练有序	2	
		• 配合默契	2	
		• 观察认真	4	
		• 动作熟练	2	
		• 操作时间在 15 分钟内	2	
总分			100	

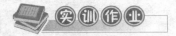

书写实训报告。

实训七　心电图检查及分析实训报告

姓名		实训日期		学号	
班级		带教教师		评分	

【实训目的】

【实训准备】

【实训步骤】

【心电图分析】

P 波：

T 波：

QRS 波群：

P－R 间期：

P－P 间期：

结论：

教师签名：

批阅时间：

实训八 模拟人心脏听诊

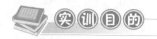

（1）巩固心脏听诊的目的，协助诊断心脏疾病。

（2）能进行心脏听诊。

（3）能辨别各种杂音。

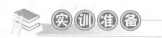

1. 护士准备

熟悉实验内容，衣帽整洁。

2. 用物准备

肺部听诊模拟人、听诊器、笔、实训报告纸、多媒体课件等。

3. 环境评估

环境整洁，光线适中，便于听诊及观察。

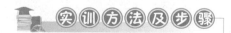

（一）实训方法

（1）观看心脏听诊的多媒体教学影像资料。

（2）由教师示教听诊部位及方法。

（3）教师示教完毕后，学生进行单独训练，教师巡回指导。

（4）教师总结与反馈。

（5）学生完成实训报告。

（二）操作步骤

（1）模拟实验室中每个实验台放置 4～5 台模拟器，可供一个实习小组 4～5 名学生使用。

（2）将电源插头插入 220V 电源插座,打开电源开关,此时部位选择和体征选择窗口显示"00"。

（3）模拟人心脏听诊区域体征选择:根据教学需要,参照操作对照表选择体征编号,按体征选择键"△"或"▽"选择所需体征。

（4）心肺触诊:按"触诊"键,此时触诊指示灯亮,部位选择和体征选择的方法与听诊基本相同,如果欲改为听诊,再按一下"触诊"键,此时触诊指示灯灭,即可进行听诊。

（5）调到心脏听诊键。

（6）按键功能

1）音量调节键:按"△"键可使音量增大,按"▽"键可使音量减小。

2）复位键:按复位键可使仪器进入初始状态。窗口显示"00"。每次变换部位或体征不必按"复位"键。

（7）学生戴上听诊器,每按一个键,让学生听几分钟,并说出是什么心音。

1）听诊区。①二尖瓣区（M）:为心尖搏动最强点,又称心尖区;②肺动脉瓣区（P）:在胸骨左缘第 2 肋间;③主动脉瓣区（A）:位于胸骨右缘第 2 肋间;④主动脉瓣第二听诊区（E）:在胸骨左缘第 3 肋间,又称 Erb 区;⑤三尖瓣区（T）:在胸骨下端左缘,即胸骨左缘第 4、5 肋间。

2）听诊顺序。通常的听诊顺序可以从心尖区开始,逆时针方向依次听诊:先听心尖区再听肺动脉瓣区,然后为主动脉瓣区、主动脉瓣第二听诊区,最后是三尖瓣区。一些临床医师也有从心底部开始依次进行各个瓣膜区的听诊。

3）收缩期杂音。

二尖瓣区:杂音可分三种。①功能性:听诊特点是呈吹风样,性质柔和,2/6 级,时限较短,较局限,原因去除后,杂音消失。②相对性:见于扩张型心肌病、缺血性心脏病、高血压性心脏病等。听诊特点:杂音呈吹风样,柔和,不向远处传导,如扩张的心腔回缩,杂音可减弱。③器质性:见于风湿性心脏病二尖瓣关闭不全、二尖瓣脱垂、乳头肌功能失调等。听诊特点:杂音呈吹风样,高调,性质较粗糙,强度常在 3/6 级以上,持续时间长,占据整个收缩期,可遮盖第一心音,常向左腋下传导,吸气时减弱,呼气时加强,左侧卧位时更明显。

主动脉瓣区:杂音可分两种。①器质性:多见,主要见于主动脉狭窄。听诊特点:杂音呈喷射性吹风样,杂音呈菱形,与第一心音之间有间隔,不遮盖第一心音,形质粗糙,常伴有震颤,杂音顺血流方向向颈部传导伴 A_2 减弱。②相对性:主要见于主动脉粥样硬化、主动脉扩张、高血压病等。听诊特点:杂音较柔和,一般无震颤,杂音常可沿胸骨右缘向下传导,常有 A_2 亢进。

肺动脉瓣区:杂音可分三种。①功能性:多见,由以健康儿童或青少年常见。听诊特点:呈柔和、吹风样杂音,音调低,不向远处传导,常在 2/6 级以下,卧位时明显,坐位时减弱或消失。②相对性:在二尖瓣狭窄、房室间隔缺损时,引起肺动脉高压,肺动脉扩张,出现肺动脉瓣相对关闭不全而产生此杂音。其特点与功能性杂音略同。③器质性:见于先天性肺动脉狭窄。杂音呈喷射性,响亮而粗糙,强度在 3/6 级或 3/6 级以上,呈菱形,常伴有震颤,P_2 常减弱并伴有

S_2 分裂,向上下肋间、左上胸及背部传导。

4)舒张期杂音。

二尖瓣区:为器质性杂音,主要见于风湿性心脏病二尖瓣狭窄。听诊特点:杂音最响亮部位在心尖区,为舒张期中晚期杂音,性质为隆隆样,音调较低,较局限,不向远处传导,常伴有震颤及 S_1 增强,杂音前可有开瓣音。这些特点是确定二尖瓣狭窄极为重要的依据。

三尖瓣区:为舒张期杂音,局限于胸骨左缘第 4、5 肋间,亦有隆隆样,吸气时增强,可见于三尖瓣狭窄,但极少见。

主动脉瓣区:主要见于风湿性主动脉瓣关闭不全、梅毒性心脏病。听诊特点:杂音呈递减型,舒张早期即可出现,性质为叹气样,胸骨左缘第 3 肋间听诊最清楚,向下传导,可达心尖区,坐位前倾更易听到,呼气未屏气时杂音增强。

肺动脉瓣区:器质性病变(先天性、风湿性)引起者少见,多由于肺动脉扩张引起瓣膜相对关闭不全,产生舒张期杂音。听诊特点:杂音呈递减型,性质为吹风样或叹气样,胸骨左缘第 2 肋间听诊最明显,向第 3 肋间传导,平卧位即吸气时增强。此杂音称为 Graham Steell 杂音,常见于二尖瓣狭窄、肺源性心脏病、原发性肺动脉压等。

(8)在不提示的情况下,让学生回答是什么心音,根据学生回答,给予评分。

(9)实训完毕,整理用物。关闭仪器设备,关闭电源。

(10)书写实训报告。

(三)注意事项

(1)溶剂和腐蚀剂材料可以破坏模型,所以不要使模型接触这些材料,不要用圆珠笔在模型表面上涂画,覆盖在模型表面的灰尘一般可以用中性肥皂水或温水清洗,然后使用软纸巾或软布擦干。

(2)操作训练结束后,特别是长时间不用时,应将模型擦拭清理干净,表面覆盖一层干净的塑料袋,可以免除模型上的灰尘,以延长使用寿命。

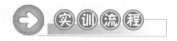

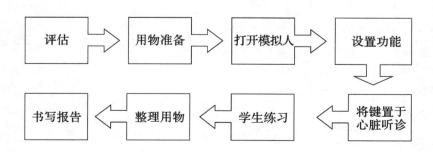

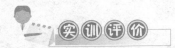

详见考核参考标准。

实训八　模拟人心脏听诊考核参考标准

项目总分		操作技术标准	分值	得分
素质要求 （4分）		·着装整齐,仪表端庄	2	
		·报学号、姓名及操作项目,态度和蔼,面带微笑	2	
操作前准备 （8分）		·评估环境:温湿度适宜,安静整洁,光线适中,便于观察	3	
		·用物准备:心肺听诊模拟人、听诊器、笔、实训报告纸	3	
		·学生准备（开始计时）	2	
操作步骤 （76分）	模拟人 准备	·插上电源,打开模拟人控制键	2	
	调节按键	·调到心脏听诊键	2	
	判断位置 正确	·学生确定听诊位置	2	
	正常心音	·第一心音	10	
		·第二心音	10	
		·第二听诊区	10	
	病理性 心音	·二尖瓣收缩期杂音	6	
		·主动脉瓣收缩期杂音	6	
		·肺动脉瓣收缩期杂音	6	
		·二尖瓣舒张期杂音	6	
		·主动脉瓣舒张期杂音	6	
		·肺动脉瓣舒张期杂音	2	
		·持续性杂音	4	
	心包摩 擦音	·多见于心包炎症,如结核性心包炎、化脓性心包炎以及其他 原因引起的心包炎症	2	
	整理用物	·整理用物、洗手（计时结束）	2	
综合评价 （12分）		·举止端庄,仪表大方,操作规范,熟练有序	2	
		·听诊正确	2	
		·辨认准确	4	
		·描述完整	2	
		·操作时间在15分钟内	2	
总分			100	

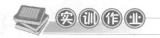 实训作业

书写实训报告。

实训八　模拟人心脏听诊实训报告

姓名		实训日期		学号	
班级		带教教师		评分	

【实训目的】

【实训准备】

【实训步骤】

【杂音分析】

教师签名：

批阅时间：

实训九 心血管系统典型病例分析

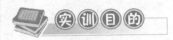

在教师的引导下,学生以护士的角色对急性心肌梗死患者的病案资料进行综合分析,依据病情的演变对患者进行护理评估、提出正确的护理诊断,实施合理的护理措施,从而培养学生的临床思维能力。

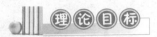

(1)掌握急性心肌梗死的临床表现、护理诊断及相应的护理措施。

(2)熟悉急性心肌梗死的病因、诊断及治疗要点。

(3)了解急性心肌梗死的辅助检查,并能进行结果分析。

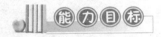

(1)能够依据护理程序,对心肌梗死患者进行护理评估。

(2)具有运用理论知识对患者现存的或潜在的护理问题进行分析,提高实施护理决策的能力。

(3)能对心肌梗死患者提出主要的护理诊断,制订合理的护理措施以及进行健康教育。

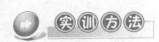

教师利用病例资料导入课堂,依病情演变过程作为教学过程,教师提出问题作为学习任务,在教师的提示下学生分组讨论,讨论后由各组代表发言,最后由教师进行归纳总结。

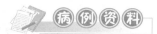

赵某,男,50岁。以"发作性胸痛2小时"为主诉入院。

任务一　接诊护士应主要从哪些方面进行护理评估?

经询问患者2小时前无明显诱因出现心前区疼痛,呈压榨性,伴有大汗、胸闷、气短,无恶心、呕吐、晕厥、咳嗽、咳痰,持续2小时不缓解。曾到当地某医院就诊,经心电图检查诊断为急性下壁心肌梗死,给予硝酸异山梨酯片、阿司匹林肠溶片、氢氯吡格雷片等口服药物,静脉给予硝酸甘油,胸痛未明显缓解。为求进一步诊治遂来我院。

既往史:患2型糖尿病2年,长期应用胰岛素皮下注射治疗,血糖控制不详。无肝炎、结核等传染病病史,无手术、外伤史,无输血及献血史,无药物及食物过敏史。

体格检查:体温36.5℃,脉搏78次/分,呼吸20次/分,血压100/75mmHg。患者神志清楚,表情自如,自主体位。心肺检查无异常,腹部检查未发现阳性体征。

心电图检查:①窦性心律;②Ⅱ、Ⅲ、aVF导联ST段弓背向上抬高1.2~1.5mV。

初步诊断:急性下壁心肌梗死。

任务二　该患者还应再做哪些检查以明确诊断?

任务三　目前患者存在的护理问题有哪些?

患者入院后,即刻送入监护病房,给予溶栓疗法。以100mg组织型纤维蛋白溶酶原激活物(t-PA)在90分钟内静脉给予。

任务四　护士应如何配合此项治疗?

假设患者在入院后突然烦躁不安、面色苍白、皮肤湿冷、脉细而快、大汗淋漓、尿少。

任务五　此时护士应警惕患者发生了什么情况?

患者入院以来因突发胸痛入住监护病房而害怕,担心生活自理能力下降而焦虑、悲观。家人也因为对病情不了解,反复询问医生和护士,情绪异常紧张。

任务六　针对以上患者和家属出现的心理问题,护士应如何进行心理疏导?

患者入院5天后,病情逐渐平稳,无胸闷不适。遂转入普通病房。护士鼓励患者进行活动,但是患者和家属都有点担心。

任务七　护士应如何做好解释工作?

任务八　患者出院时,护士对患者应如何进行健康教育?

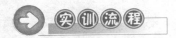

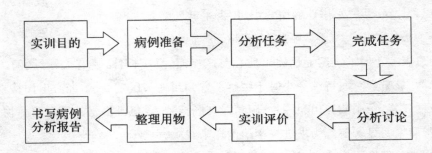

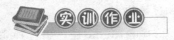

书写病例分析报告。

实训九　心血管系统典型病例分析报告

姓名		实训日期		学号	
班级		带教教师		评分	

【实训目的】

【病例分析】

教师签名：

批阅时间：

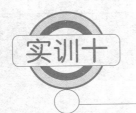

双气囊三腔管的使用

实训十

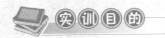

（1）掌握双气囊三腔管的主要作用。双气囊三腔管用于肝硬化患者门脉高压引起的食管、胃底静脉曲张破裂出血的止血。

（2）能正确使用双气囊三腔管。

（3）能对使用双气囊三腔管的患者进行护理。

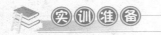

1. 护士准备

熟悉实验内容，衣帽整洁。

2. 用物准备

双气囊三腔管 1 根，50ml 注射器 1 个，止血钳 3 把，棉棒，血压计，听诊器，橡胶胶布 2 条（长约 10cm，宽约 3cm），换药碗 2 个（一个碗盛石蜡油 50ml，另一个碗盛生理盐水 300ml），沙袋，胃肠减压器，滑车牵引固定架，多媒体课件等。

3. 环境评估

环境整洁，光线适中，便于插管观察。

4. 患者评估

评估患者的神志、血压、脉搏、呼吸、鼻及咽喉是否通畅以及配合程度。

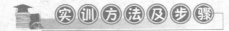

（一）实训方法

（1）观看双气囊三腔管止血的多媒体教学影像资料。

（2）由教师示教双气囊三腔管使用方法。

（3）教师示教完毕后，学生进行单独训练，教师巡回指导。

（4）教师总结与反馈。

（5）学生完成实训报告。

（二）操作步骤

（1）检查双气囊有无漏气并做好各腔标志。将双气囊抽为负压后用止血钳夹紧，用石蜡油润滑三腔管前端，长度为50～55cm，协助患者平卧位。

（2）携用物至患者床旁，核对患者，解释双气囊管的使用目的、意义以及配合方法。

（3）应用时先将三腔前端气囊部和患者鼻腔处涂石蜡油润滑，用注射器抽尽气囊内气体后夹闭导管。

（4）斜坡卧位，自鼻腔内插入三腔管至咽喉部时，嘱患者做吞咽动作以通过三腔管，当到达65cm处并在胃管内抽得胃液时，提示头端已达胃部。

（5）向胃囊内注气250～300ml，压力维持在40～60mmHg，使胃囊膨胀，将开口部弯曲后，用夹子夹紧，向外牵引三腔管，遇阻力时表示三腔管已到胃底部，在有中等阻力情况下，用胶布将三腔管固定于患者面部，用一250g重的沙袋，通过滑车装置牵引三腔管固定于床架上，以免三腔管滑入胃内。

（6）如需要，再向食管气囊注气150～250ml，以血管钳夹住管端，压力保持在50～60mmHg。

（7）将胃管连接于胃肠减压器上，可自吸引瓶中观察止血是否有效。

（8）注意观察患者有无呕血或血便，注意观察患者生命体征的变化，抽吸胃管观察引流物的性质，按时测量气囊内压力。

（9）加强基础护理：每日鼻腔滴石蜡油2～3次/日，保护鼻黏膜；插管后禁饮食，须做口腔护理2次/日。

（10）双气囊三腔管压迫24小时后放气30分钟，再加压注气测压力。

（11）胃管内注药顺序：抽吸胃内容物—注药—生理盐水20ml冲洗胃管—夹管。

（12）出血停止24小时后，可放去食管囊内的气体，放松牵引，继续观察有无出血。24小时后仍无出血者，即可拔除三腔管。

（13）拔管时，先口服液体石蜡20～30ml，抽尽食管囊及胃囊内的气体，缓慢拔管。

（14）观察囊壁上的血迹，借以了解出血的大概部位。

（15）清理患者口腔异物及分泌物，穿好衣服，盖好被子，让患者休息。为患者做好心理护理及健康宣教。

（16）整理用物。

（17）洗手，记录。

(三)注意事项

(1)双气囊三腔管使用前,检查三腔管上各段长度标记是否清晰,各管腔是否通畅,气囊是否漏气,气囊膨胀是否均匀,精确测量各囊最大注气量。

(2)胃囊充气量必须足够,以使胃囊充分膨胀,防止在向外牵引三腔管时,因胃囊过小而滑过贲门进入食管。

(3)食管注气不宜过多,以免过分压迫食管黏膜引起坏死。

(4)每隔12～24小时应将食管气囊放气及放松牵引1次,以防发生压迫性溃疡。放气前应先口服液体石蜡20ml,每次放气时间为30分钟。

(5)三腔管压迫时间一般为72小时,若出血不止可适当延长。

(6)压迫无效者应及时检查气囊内压力,偏低者须再注气,注气后压力不升者提示囊壁已破裂。

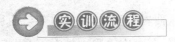

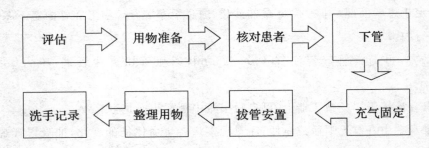

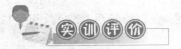

详见考核参考标准。

实训十　双气囊三腔管的使用考核参考标准

项目总分	操作技术标准	分值	得分
素质要求 (4分)	· 着装整齐,仪表端庄	2	
	· 报学号、姓名及操作项目,态度和蔼,面带微笑	2	
操作前准备 (8分)	· 评估环境:温湿度适宜,安静整洁,光线适中,便于观察	3	
	· 用物准备:双气囊三腔管1根,50ml注射器1个,止血钳3把,棉棒,血压计,听诊器,橡胶胶布2条,换药碗2个,沙袋,胃肠减压器,滑车牵引固定架	3	
	· 学生准备(开始计时)	2	

项目总分		操作技术标准	分值	得分
操作步骤 （76 分）	患者评估	·评估患者的神志、血压、脉搏、呼吸、鼻及咽喉是否通畅、配合程度	2	
	核对患者	·携用物至患者床旁，核对患者，解释双气囊管的使用目的、意义以及配合方法	2	
	安置体位	·半卧位	2	
	下管	·应用时先将三腔前端气囊部和患者鼻腔处涂石蜡油润滑，用注射器抽尽气囊内气体后夹闭导管	6	
		·自鼻腔内插入三腔管至咽喉部时，嘱患者做吞咽动作以通过三腔管，当到达 65cm 处并在胃管内抽得胃液时，提示头端已达胃部	6	
		·向胃囊内注气 250～300ml，压力维持在 40～60mmHg，使胃囊膨胀，将开口部弯曲后，用夹子夹紧，向外牵引三腔管，遇阻力时表示三腔管已到胃底部，在有中等阻力情况下，用胶布将三腔管固定于患者面部，用一 250g 重的沙袋，通过滑车装置牵引三腔管固定于床架上，以免三腔管滑入胃内	6	
		·如需要，再向食管气囊注气 150～250ml，以血管钳夹住管端，压力保持在 50～60mmHg	6	
		·将胃管连接于胃肠减压器上，可自吸引瓶中观察止血是否有效	6	
	止血护理	·注意观察患者有无呕血或血便，注意观察患者生命体征的变化，抽吸胃管观察引流物的性质，按时测量气囊内压力	6	
		·加强基础护理：每日鼻腔滴石蜡油 2～3 次/日，保护鼻黏膜；插管后禁饮食，须做口腔护理 2 次/日	6	
		·双气囊三腔管压迫 24 小时后放气 30 分钟，再加压注气测压力	6	
		·胃管内注药顺序：抽吸胃内容物—注药—生理盐水 20ml 冲洗胃管—夹管	6	
		·出血停止 24 小时后，可放去食管囊内的气体，放松牵引，继续观察有无出血。24 小时后仍无出血者，即可拔除三腔管	6	
		·拔管时，先口服液体石蜡 20～30ml，抽尽食管囊及胃囊内的气体，缓慢拔管	2	
		·观察囊壁上的血迹，借以了解出血的大概部位	4	

项目总分		操作技术标准	分值	得分
	安置患者	· 清理患者口腔异物及分泌物,穿好衣服,盖好被,让患者休息。为患者做好心理护理及健康宣教	2	
	整理用物	· 整理用物、洗手、记录(计时结束)	2	
综合评价 (12分)		· 举止端庄,仪表大方,操作规范,熟练有序	2	
		· 操作正确	2	
		· 辨认准确	4	
		· 描述完整	2	
		· 操作时间在 15 分钟内	2	
总分			100	

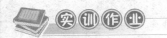

书写实训报告。

实训十　双气囊三腔管的使用实训报告

姓名		实训日期		学号	
班级		带教教师		评分	

【实训目的】

【实训准备】

【实训步骤】

【注意事项】

教师签名：

批阅时间：

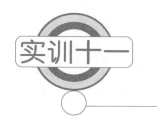

实训十一 **腹腔穿刺**

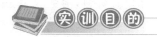

(1)掌握腹膜腔穿刺术的目的:①主要用于明确腹腔积液的性质,鉴别渗出液、漏出液或血性液,找出病因,协助诊断。②适量抽出腹水,以减轻患者腹腔内的压力,缓解腹胀。③向腹膜腔内注入药物,起到治疗作用。

(2)能有效配合腹腔穿刺。

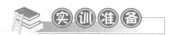

1.护士准备

熟悉实验内容,衣帽整洁。

2.用物准备

准备好腹腔穿刺包、无菌手套、口罩、帽子、2%利多卡因、5ml注射器、20ml注射器、50ml注射器、消毒用品、胶布、盛器、量杯、弯盘、500ml生理盐水、腹腔内注射所需药品、无菌试管数支(留取常规、生化、细菌、病理标本)、多头腹带、靠背椅、多媒体课件等。

3.环境评估

环境整洁,光线适中,便于操作观察。

4.患者评估

评估患者的神志、血压、脉搏、呼吸、腹部皮肤、配合程度。

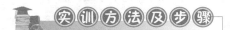

(一)实训方法

(1)观看腹腔穿刺的多媒体教学影像资料。

（2）由教师示教腹腔穿刺的方法。

（3）教师示教完毕后，学生进行单独训练，教师巡回指导。

（4）教师总结与反馈。

（5）学生完成实训报告。

（二）操作步骤

（1）携用物至患者床旁。

（2）向患者说明穿刺的目的和大致过程，消除患者顾虑，争取患者合作。在操作过程中患者若感头晕、恶心、心悸、呼吸困难，应及时告知医护人员，以便及时处理。

（3）操作室消毒，核对患者姓名，查阅病历、腹部平片及相关辅助检查资料，清洁双手（双手喷涂消毒液或洗手）。

（4）测量血压、脉搏、腹围，检查腹部体征，术前嘱患者排尿，以免穿刺时损伤膀胱。

（5）部位选择：①脐与耻骨联合上缘间连线的中点上方 1cm、偏左或右 1～2cm，此处无重要器官，穿刺较安全且容易愈合。②左下腹部穿刺点，脐与左髂前上棘连线的中 1/3 与外 1/3 交界处，此处可避免损伤腹壁下动脉，肠管较游离不易损伤。放腹水时通常选用左侧穿刺点，此处不易损伤腹壁动脉。③侧卧位穿刺点，脐平面与腋前线或腋中线交点处，此处穿刺多适于腹膜腔内少量积液的诊断性穿刺。

（6）体位参考：根据病情和需要可取坐位、半卧位、平卧位，并尽量使患者舒适，以便能够耐受较长的操作时间。对疑为腹腔内出血或腹水量少者行实验性穿刺，取侧卧位为宜。

（7）消毒麻醉：常规消毒皮肤，打开腹腔穿刺包，戴无菌手套并检查包内器械，铺无菌孔巾，术者以 5ml 注射器抽取 2% 利多卡因 2ml 自皮肤到腹膜壁层做局部麻醉。

（8）穿刺：术者左手固定穿刺部皮肤，右手持针经麻醉处垂直刺入腹壁，待针锋抵抗感突然消失时，提示针尖已穿过腹膜壁层。

（9）放液及留取标本：诊断性穿刺，可直接用消毒血管钳协助固定，20ml 或 50ml 注射器及适当针头抽取腹水，并留样送检。大量放液时，可用 8 号或 9 号针头，并在针座上连接一橡皮管，以输液夹子调整速度，将腹水引入容器中记录腹水量并送化验检查。随着腹水的不断流出，为防止因腹内压突然下降而引起休克，应将腹带自上而下逐渐束紧。

（10）拔针：抽液完毕，拔出穿刺针，穿刺点用碘伏消毒后，覆盖无菌纱布，稍用力压迫穿刺部位数分钟，用胶布固定，束紧腹带，测量腹围、脉搏、血压，检查腹部体征。

（11）术后：送患者回病房，嘱患者平卧位。整理用物，送检标本，观察术后反应。

（三）腹腔穿刺的适应证

（1）腹水原因不明，或疑有内出血者。

（2）大量腹水引起难以忍受的呼吸困难及腹胀者。

（3）需腹腔内注药或腹水浓缩再输入者。

(四)腹腔穿刺的禁忌证

(1)广泛腹膜粘连者。

(2)有肝性脑病先兆、包虫病及巨大卵巢囊肿者。

(3)大量腹水伴有严重电解质紊乱者禁忌大量放腹水。

(4)精神异常或不能配合者。

(五)注意事项

(1)严格无菌操作,防止腹腔感染。

(2)术中密切观察患者,如有头晕、心悸、恶心、气短、脉搏增快及面色苍白等,应立即停止操作,并进行适当处理。

(3)放液不宜过快、过多,首次放液量不超过 1000ml,再次放液时每次不超过 3000ml,肝硬化患者一次放液一般不超过 3000ml,过多放液可诱发肝性脑病和电解质紊乱。放液过程中要注意腹水的颜色变化、性状和量,如腹水为血性液体,应根据病情停止放液或减少放液。

(4)放腹水时若流出不畅,可用手在腹部加压或将穿刺针稍作移动或嘱患者稍变换体位。

(5)术后束紧腹带,以免腹内压骤然下降而引起休克,但是也不宜过紧,以防造成患者呼吸困难。

(6)术后穿刺处如有腹水外渗,可用火棉胶涂抹并及时更换敷料,防止穿刺处感染。如有缝线,术后 3～5 天拆线。

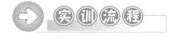

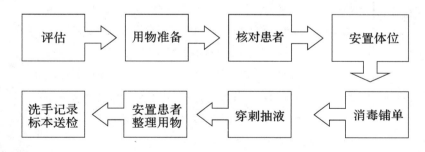

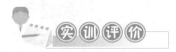

详见考核参考标准。

实训十一　腹腔穿刺考核参考标准

项目总分	操作技术标准	分值	得分
素质要求 （4分）	·着装整齐，仪表端庄	2	
	·报学号、姓名及操作项目，态度和蔼，面带微笑	2	
操作前准备 （8分）	·评估环境：温湿度适宜，安静整洁，光线适中，便于穿刺	3	
	·用物准备：准备好腹腔穿刺包、无菌手套、口罩、帽子、2%利多卡因、5ml注射器、20ml注射器、50ml注射器、消毒用品、胶布、盛器、量杯、弯盘、500ml生理盐水、腹腔内注射所需药品、无菌试管数支（留取常规、生化、细菌、病理标本）、多头腹带、靠背椅	3	
	·学生准备（开始计时）	2	
操作步骤 （76分）	**患者评估**　·评估患者的神志、血压、脉搏、呼吸、腹部皮肤、配合程度	2	
	核对患者　·携用物至患者床旁，核对患者，解释腹腔穿刺的目的、意义以及配合方法	2	
	安置体位　·体位参考：根据病情和需要可取坐位、半卧位、平卧位，并尽量使患者舒适，以便能够耐受较长的操作时间。对疑为腹腔内出血或腹水量少者行实验性穿刺，取侧卧位为宜	2	
	腹腔穿刺　·操作室消毒，核对患者姓名，查阅病历、腹部平片及相关辅助检查资料，清洁双手（双手喷涂消毒液或洗手）	6	
	·测量血压、脉搏、腹围，检查腹部体征，术前嘱患者排尿，以免穿刺时损伤膀胱	6	
	·部位选择：①脐与耻骨联合上缘间连线的中点上方1cm，偏左或右1～2cm，此处无重要器官，穿刺较安全且容易愈合。②左下腹部穿刺点，脐与左髂前上棘连线的中1/3与外1/3交界处，此处可避免损伤腹壁下动脉，肠管较游离不易损伤。放腹水时通常选用左侧穿刺点，此处不易损伤腹壁动脉。③侧卧位穿刺点，脐平面与腋前线或腋中线交点处。此处穿刺多适于腹膜腔内少量积液的诊断性穿刺	6	
	·消毒麻醉：常规消毒皮肤，打开腹腔穿刺包，戴无菌手套并检查包内器械，铺无菌孔巾，术者以5ml注射器抽取2%利多卡因2ml自皮肤到腹膜壁层做局部麻醉	6	
	·穿刺：术者左手固定穿刺部皮肤，右手持针经麻醉处垂直刺入腹壁，待针锋抵抗感突然消失时，提示针尖已穿过腹膜壁层	6	

项目总分		操作技术标准	分值	得分
操作步骤 （76 分）	穿刺护理	• 放液及留取标本：诊断性穿刺，可直接用消毒血管钳协助固定，20ml 或 50ml 注射器及适当针头抽取腹水，并留样送检	12	
		• 大量放液时，可用 8 号或 9 号针头，并在针座上连接一橡皮管，以输液夹子调整速度，将腹水引入容器中记录腹水量并送化验检查	6	
		• 随着腹水不断流出，为防止因腹内压突然下降而引起休克，应将腹带自上而下逐渐束紧	6	
		• 拔针：抽液完毕，拔出穿刺针，穿刺点用碘伏消毒后，覆盖无菌纱布，稍用力压迫穿刺部位数分钟，用胶布固定，束紧腹带，测量腹围、脉搏、血压，检查腹部体征	12	
	安置患者	• 送患者回病房，嘱患者平卧位。为患者做好心理护理及健康宣教	2	
	整理用物	• 整理用物、洗手、记录（计时结束）	2	
综合评价 （12 分）		• 举止端庄，仪表大方，操作规范，熟练有序	2	
		• 操作正确	2	
		• 辨认准确	4	
		• 描述完整	2	
		• 操作时间在 15 分钟内	2	
总分			100	

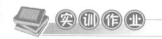
实训作业

书写实训报告。

实训十一　腹腔穿刺实训报告

姓名		实训日期		学号	
班级		带教教师		评分	

【实训目的】

【实训准备】

【实训步骤】

【注意事项】

教师签名：

批阅时间：

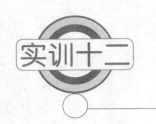

实训十二　消化系统典型病例分析

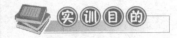

在教师引导下,学生从护士角色对消化性溃疡患者的病例资料进行分析,做出护理诊断,制订合理的护理措施,从而培养学生的临床思维能力。

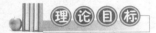

(1)掌握消化性溃疡患者的常见临床表现及并发症的特点,掌握相应的护理措施。
(2)熟悉消化性溃疡的常见病因、病理生理、诊断。
(3)了解消化性溃疡患者常用的辅助检查方法。

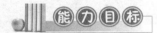

(1)能够对消化性溃疡患者的不同发病阶段及不同并发症进行护理评估,提出护理诊断,制订护理措施,进行健康教育。
(2)能发挥主观能动性,将所学基础知识和临床护理知识相结合,用于发现和解决临床护理实际问题。

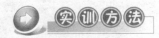

教师展示病例资料,依病情演变过程作为教学过程,教师提出问题作为学习任务,学生分组讨论,派代表回答问题,教师做点评或启发引导学生把问题考虑得更加全面、细致、深入。以患者病情变化为线索,根据病情变化提出新的问题,由学生加以解决,以此培养学生的临床思维能力。

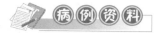

张某,男,42 岁,以"腹痛 6 年,加重 1 周"为主诉入院。

任务一　接诊护士应主要从哪些方面进行健康史采集?

经询问患者得知患者 6 年前开始出现腹痛,空腹痛和夜间痛,时间多发生于饭后 3～4 小时,进食后缓解,多次服用制酸药物治疗,效果尚可。近 1 周腹痛逐渐加重。体格检查:体温 36.8℃,脉搏 98 次/分,呼吸 26 次/分,血压 155/85mmHg。双肺呼吸音清,未闻及干、湿啰音。心律齐,各瓣膜听诊区未闻及杂音。腹平坦,上腹剑突下有局限性压痛,腹式呼吸消失,肝、脾未触及。余无异常。

任务二　根据上述资料,初步判断患者最可能患了什么病? 依据是什么?

病情发展一

患者入院后 3 天,突发上腹部剧痛,伴大汗淋漓、烦躁不安,服用制酸剂疼痛不缓解。体格检查:体温 38.8℃,脉搏 118 次/分,呼吸 27 次/分,血压 95/65mmHg。患者面色苍白,肢体发凉,全腹腹肌紧张,有压痛及反跳痛,尤以上腹为著,肝、脾触不清,肝浊音界消失,腹部移动性浊音可疑,肠鸣音减弱。

实验室检查:白细胞 15×10^9/L,中性粒细胞 0.85,血淀粉酶正常。

任务三　患者最有可能发生了什么并发症?

任务四　患者目前的护理诊断有哪些?

任务五　此时护士应采取哪些护理措施?

病情发展二

患者入院后 5 天,今晨因咳嗽突然呕出咖啡色液体约 600ml,其内含食物残渣,黑便 2 次,伴头晕、眼花、心悸。体格检查:体温 37.4℃,呼吸 20 次/分,血压 80/60mmHg,心率 110 次/分。神志清楚,急性病容,面色苍白,四肢湿冷,周身大汗,呼吸急促,巩膜无黄染,上腹剑突下有局限性压痛,未触及肝脾,叩诊无移动性浊音,肠鸣音亢进。实验室检查:血红蛋白 90g/L,红细胞 3.5×10^{12}/L,白细胞 12×10^{12}/L,出凝血时间正常,肝功能正常。

任务六　患者目前最有可能发生了什么?

任务七　为明确出血病因,首选的检查是什么?

任务八　目前患者最主要的护理诊断是什么? 护士应如何配合医生抢救?

病情发展三

患者近日感觉上腹饱胀不适,餐后疼痛加重,并有大量反复呕吐,呕吐物为酸腐味的宿食。

任务九　此时护士应如何观察病情? 进行哪些护理措施?

患者经积极抢救,病情好转出院。

任务十 护士如何开展健康教育?

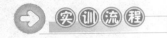

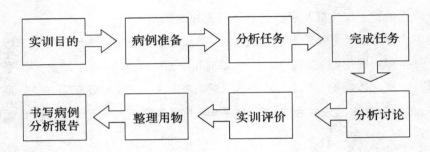

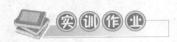

书写病例分析报告。

实训十二　消化系统典型病例分析报告

姓名		实训日期		学号	
班级		带教教师		评分	

【实训目的】

【病例分析】

教师签名：

批阅时间：

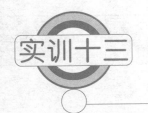

实训十三　泌尿系统疾病典型病例分析

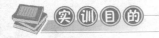

在教师引导下,学生从护士角色对急性肾盂肾炎患者的病例资料进行分析,做出护理诊断,制订合理的护理措施,以此培养学生的临床思维能力。

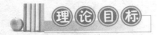

(1)掌握急性肾盂肾炎患者的常见临床表现和相应的护理措施。

(2)熟悉急性肾盂肾炎的常见病因、诱因以及诊疗要点。

(3)了解急性肾盂肾炎患者常用的辅助检查。

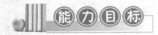

(1)能够对急性肾盂肾炎患者进行护理评估。

(2)能够对患者的病例资料进行综合分析,找出患者现存的或潜在的护理问题。

(3)能够运用所学知识对急性肾盂肾炎患者提供合理的护理措施。

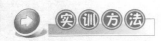

教师展示病例资料,提出问题作为学习任务,学生分组讨论,派代表回答问题,教师做点评或启发引导学生把问题考虑得更加全面、细致、深入。以患者病情变化为线索,根据病情变化提出新的问题,由学生加以解决,以此培养学生的临床思维能力。

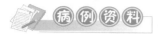

王某,女,26岁,劳累后左侧腰痛、尿频、发热3天。

任务一　接诊护士应主要从哪些方面进行护理评估?

经询问患者得知患者3天前劳累后感左侧腰痛,后发热,全身酸痛乏力,尿频,每日可达十数次。当地诊所给予解热镇痛、消炎处理后症状缓解,具体用药不详。今日症状再次加重,来我院就诊。

体格检查:体温38.5℃,脉搏128次/分,呼吸22次/分,血压115/73mmHg。患者急性病容,神情疲惫。巩膜无黄染,扁桃体无肿大。双肺呼吸音清,未闻及干、湿啰音。心律齐,各瓣膜听诊区未闻及杂音。左侧腰区有叩击痛,左侧上、中输尿管点和耻骨上膀胱区有压痛。肝、脾肋下未触及。余无异常。

实验室检查:血常规示白细胞$16×10^9$/L,中性粒细胞0.85。尿常规示镜下脓尿,白细胞管型阳性,镜下血尿。

临床诊断:急性肾盂肾炎。

任务二　根据上述资料,该患者主要存在哪些护理问题?

任务三　针对患者目前情况,护士主要应采取哪些护理措施?

任务四　该患者做尿细菌学检查应如何留取尿标本?

患者经治疗后,症状消失。

任务五　患者临床治愈的标准是什么?

任务六　如何对患者进行健康指导?

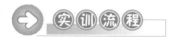

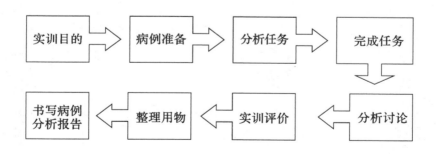

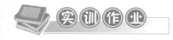

书写病例分析报告。

实训十三　泌尿系统疾病典型病例分析报告

姓名		实训日期		学号	
班级		带教教师		评分	

【实训目的】

【病例分析】

教师签名：

批阅时间：

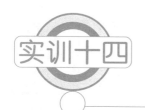 血液系统疾病典型病例分析

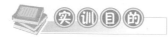

　　学生在教师引导下,从护士角色对再生障碍性贫血患者的病例资料进行分析,做出相应护理诊断,制订合理的护理措施,以此培养学生的临床思维和判断能力。

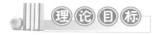

　　(1)掌握再生障碍性贫血患者的常见临床表现、相应的护理措施及健康指导。

　　(2)熟悉再生障碍性贫血的常见病因、诱因及诊疗要点。

　　(3)了解再生障碍性贫血患者常用的辅助检查。

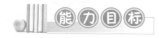

　　(1)能够对再生障碍性贫血患者进行全面合理的护理评估。

　　(2)能够对患者的病例资料进行综合分析,找出患者现存或潜在的护理问题。

　　(3)能够运用所学知识对再生障碍性贫血患者提供合理的护理措施。

　　(4)掌握可能用到的基础护理操作技能,如氧气吸入、冷敷、输血、配合骨髓穿刺、冰敷等。

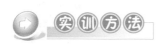

　　教师通过展示病例资料,提出问题作为学习任务,学生分组讨论,小组派代表回答问题,教师做点评并引导学生把问题考虑得更加全面、细致、深入。并以患者病情变化为线索,根据病情的发展提出新问题,由学生加以解决,以此培养学生的临床思维和判断能力。

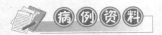

张某,女,32岁,公司职员,因皮肤出现出血点 10 余天入院,伴头痛、乏力、月经过多 3 个月。

任务一 接诊护士应主要从哪些方面进行护理评估?

经询问患者既往体健,近期曾服用氯霉素。体格检查:体温 36.5℃,脉搏 78 次/分,呼吸 21 次/分,血压 112/68mmHg。双肺呼吸音清,未闻及干、湿啰音。心律齐,各瓣膜听诊区未闻及杂音。腹软,肝、脾肋下未触及。患者精神倦怠,神色紧张,皮肤、黏膜苍白,无黄染,口腔有血疱,四肢多个散在瘀斑,压之不褪色。

实验室检查:血红蛋白 68g/L,红细胞 3.0×10^{12}/L,白细胞 2.8×10^9/L,血小板 24×10^9/L。

骨髓穿刺结果:粒细胞系、红细胞系均明显减少,无巨核细胞。

临床诊断:再生障碍性贫血。

任务二 根据上述资料,该患者主要存在哪些护理问题?

任务三 针对患者目前情况,护士主要应采取哪些护理措施?

患者入院第 2 天,护士发现患者呼吸急促、心慌、全身无力。血常规:血红蛋白 48g/L,红细胞 2.8×10^{12}/L,白细胞 2.6×10^9/L,血小板 22×10^9/L。医嘱:立即配浓缩红细胞 2U。同时应用止血药,肌注丙酸睾酮。

任务四 此时患者最有可能发生什么危险,护士应如何配合医生积极抢救?

患者经输注浓缩红细胞 2U,应用止血药物及肌注丙酸睾酮,10 天后患者乏力、头晕减轻,皮肤黏膜瘀斑明显减少,当天下午给患者进行肌注丙酸睾酮时,患者拒绝,理由是因为注射部位有硬结,同时皮肤粗糙并有痤疮,而且声音变粗。

任务五 此时护士如何开展心理护理?

2 个月后,患者精神一般,情绪稳定,出血停止,月经正常。血常规检查:血红蛋白 72g/L,红细胞 3.4×10^{12}/L,白细胞 3.5×10^9/L,血小板 38×10^9/L,网织红细胞 0.8%。患者要求出院。

任务六 此时护士如何进行出院指导?

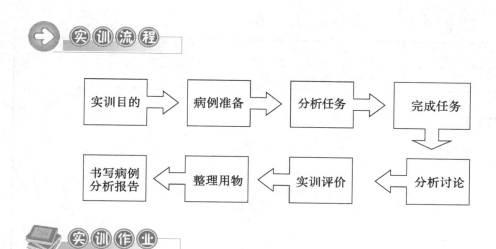

实训流程

实训目的 → 病例准备 → 分析任务 → 完成任务

书写病例分析报告 ← 整理用物 ← 实训评价 ← 分析讨论

实训作业

书写病例分析报告。

实训十四　血液系统疾病典型病例分析报告

姓名		实训日期		学号	
班级		带教教师		评分	

【实训目的】

【病例分析】

教师签名：

批阅时间：

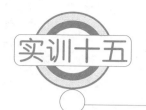

实训十五 胰岛素笔及胰岛素泵的使用

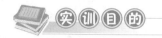

（1）掌握胰岛素笔及胰岛素泵使用的临床意义，胰岛素笔及胰岛素泵用于治疗糖尿病。

（2）能正确使用胰岛素笔及胰岛素泵。

（3）教会患者使用胰岛素笔。

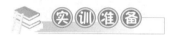

1.护士准备

熟悉实验内容，衣帽整洁，洗手，戴口罩。

2.用物准备

胰岛素、注射器、胰岛素笔、胰岛素泵、消毒用品、胶布、多媒体课件等。

3.环境评估

环境整洁，光线适中，便于操作观察。

4.患者评估

了解糖尿病史、胰岛素用量史、既往病史、年龄、性别、身高、体重、肥胖程度、腹部皮肤状况、配合程度。

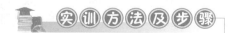

（一）实训方法

（1）观看胰岛素笔及胰岛素泵使用的多媒体教学影像资料。

（2）由教师示教胰岛素笔及胰岛素泵的使用方法。

（3）教师示教完毕后，学生进行单独训练，教师巡回指导。

（4）教师总结与反馈。

（5）学生完成实训报告。

（二）操作步骤

胰岛素泵的使用

1.胰岛素泵使用前的准备

（1）改用短、超短效胰岛素：在18~72小时使用中长效胰岛素者，改用短效多次胰岛素注射，血糖不稳定者尽快用泵。

（2）胰岛素准备：提前6小时将胰岛素置于常温下。

（3）设定程序：设置泵的基础量、大剂量、时钟等相关数据。

（4）安装胰岛素，并确定能正常释放。

（5）皮肤处理，安装胰岛素泵，避开脐部及腰带部位。

2.设置泵的胰岛素用量

（1）初始用泵的胰岛素使用量：开始胰岛素泵治疗之前最重要的事就是确定患者全天需要多少剂量的胰岛素，即每日胰岛素总量。

计算依据：

根据泵治疗前胰岛素剂量及患者血糖情况计算

使用泵之前的血糖控制情况	开始胰岛素泵治疗时的推荐剂量（U/d）
血糖控制良好无低血糖	用泵前的胰岛素总量×（千克·天）（85%~90%）
经常发生低血糖	用泵前的胰岛素总量×（70%~80%）
高血糖、极少低血糖	用泵前的胰岛素总量×100%

（2）根据患者情况与实际体重决定胰岛素泵开始的剂量（适用于从未注射过胰岛素的患者）。

患者情况	初始剂量
1型糖尿病	0.5~1.0U/（kg·d）
1型糖尿病，无酮症酸中毒	0.2~0.6U/（kg·d）
以酮症酸中毒起病者	应从1.0U/（kg·d）开始
特别瘦小的儿童	0.1U/（kg·d）
青春期糖尿病	1.0~1.5U/（kg·d）
2型糖尿病，病情轻，体内尚有一定量的胰岛素分泌	0.1~0.2U/（kg·d）
病情严重，病程较长，肥胖，有胰岛素抵抗的2型糖尿病	从0.3~0.5U/（kg·d）开始，但总量一般不超过1.2U/（kg·d）

3.基础量与大剂量的设置

正常人胰岛分泌胰岛素是由基础分泌与进食后高分泌两部分组成,其中基础分泌占全天分泌总量的50%(40%~60%),进食后分泌的胰岛素约占50%(40%~60%)。

胰岛素泵最大限度地模拟了人体胰腺的生理分泌方式,它将人体胰腺的基础分泌与进食后分泌的胰岛素分别设计到了泵当中。它们分别是基础量与餐前大剂量。

(1)基础量:是泵特有的模拟人非进食状态下胰岛素的给药方式。

(2)基础量的计算。

基础量的计算

患者状态	之前多次注射胰岛素治疗时的总量	改用胰岛素泵后推荐每日总量	基础量所占百分比
血糖控制良好,很少低血糖	100%	75%~85%	45%~50%
经常低血糖	100%	70%	35%~40%
高血糖+很少低血糖	100%	100%	50%~60%

(3)泵的基础量设置正确与否要经过检测,其检测在以下四段时间进行:①入睡后至清晨起床(睡前不加餐,空腹过夜);②起床后至午餐前(不吃早餐);③午餐前至晚餐前(不吃午餐);④晚餐至睡前(不吃晚餐)。

(4)基础量设置正确的标准:①空腹血糖5.6~7.2mmol/L;②没有低血糖;③任何一餐不吃的数小时内血糖平稳或仅有轻微下降,其幅度≤30%或≤1.7mmol/L。

(5)基础量太多的标志:不吃饭血糖会降低;在没有增加运动量的情况下经常要加餐,否则会出现低血糖;半夜低血糖;早餐前低血糖;白天低血糖。

(6)基础量太少的标志:不吃饭血糖也会升高;基本都是高血糖;经常要增加餐前大剂量或补充大剂量来纠正高血糖。

(7)调整基础量的原则:基础量的调整应在血糖波动之前2~3小时(短效胰岛素)或1小时(超短效胰岛素);每次调整基础量应增加或减少0.1U/h(尤其对1型糖尿病患者)。比如:患者(使用短效胰岛素)血糖在凌晨1点开始下降,这时应该在10点和11点开始设置一个较低的基础量,这个基础量按照每小时降低0.1U逐步达到目标。

60%患者会出现黎明现象,若有该现象时,可将基础量加倍,特别是早上5—7点。

(8)大剂量:是胰岛素泵对进食后胰岛B细胞快速大量分泌胰岛素的模拟。这就是在进食前基础量不断输入的情况下,通过胰岛素泵上的按键再追加注入一定剂量的胰岛素,称为大剂量。

大剂量的计算:餐前大剂量的总和等于全天胰岛素总剂量的50%,总餐前大剂量=一日总量×50%。

方法 A 根据每餐的进餐量进行分配。

早餐前大剂量＝一日总量×20％

中餐前大剂量＝一日总量×15％

晚餐前大剂量＝一日总量×15％

方法 B 根据碳水化合物计算:由于个体的胰岛素敏感性不同,每 12～15g 碳水化合物需要 1U 胰岛素,体重大的人需要量大。

判断餐前追加剂量是否合适与安全的根据:采用短效胰岛素治疗者以餐后 4～5 小时血糖恢复至餐前目标血糖范围或较目标血糖略高 30mg/dl(1.7mmol/L)为宜。采用超短效胰岛素治疗的患者以餐后 3～3.5 小时血糖恢复至餐前目标血糖范围或较目标血糖略高 30mg/dl (1.7mmol/L)为宜。

4.安装与开启胰岛素泵

(1)携用物至患者床旁。

(2)向患者说明注射泵的目的和大致过程,消除患者顾虑,争取患者合作。

(3)装入电池。

(4)开机。

(5)设置时钟。

(6)抽取胰岛素并充满泵专用储药器。

(7)将储药器装入泵内,安装储药器。

(8)将储药器连接上输导管。

(9)设置基础量(通常由医生决定),设置餐前大剂量。

(10)充注输导管。

(11)埋置针头。消毒皮肤(选择注射部位:腹部胰岛素吸收最快,更具有可预测性,受活动的影响较小。其他可选择的部位包括臀部、大腿外侧上部、上臂),将导管前端的针刺入皮下并用黏胶膜固定。

(12)完毕,取下导管,封闭伤口。

(13)安置患者,穿好衣服,盖好被子。

(14)洗手,记录。

5.胰岛素泵使用注意事项(仅限于个人自行安装耗材)

购买胰岛素泵后就需要进行安装,虽然每一种胰岛素泵耗材的安装步骤不太一致,但是有一点它们是共同的,就是在每一次重新装药更换注射部位时均需要注意如下几点。

(1)安装前的血糖检测。此时的血糖检测是为了在更换部位及更换耗材后确定是否应该适当追加胰岛素的数量。

(2)安装时储药器的排气及耗材管道的打通:因为胰岛素泵需使用储药器提前存储胰岛

素,因此在安装前一定要做好储药器的排气工作,以避免气体的存留;同时因为泵需要管道、针头与身体相连接,因此在换用新管道时均需通过储药器或胰岛素泵所提供的特殊功能打通管道(通过针头看到1~2滴胰岛素),以避免因气体残留于管道内造成胰岛素不能正常注入皮下,产生不可避免的高血糖。

(3)在安装新的耗材后,通常应该再检测一下血糖的情况,以确认胰岛素的注入是否正常。因为正常情况下如果住院安装胰岛素泵,每日需检测7~8次血糖:即三餐前,三餐后2小时,晚间临睡时及夜间2~3点;而如果家庭更换耗材则需取决于新换耗材的时间,一般安装前及安装后的血糖检测应该在这7~8次检测中任选两次,如此一般即可确定安装是否正常得当。

(4)各种胰岛素泵说明书中虽均指出耗材的可使用时限为7~10天,但是通常的情况是6~7天即为一个极限天数,否则易产生皮下硬结,而同时胰岛素也会因皮下硬结而吸收不好,造成血糖不明原因的升高,因此建议更换耗材间隔最多为7天,同时在更换耗材的当天应更加注意血糖的波动情况,避免因为其他的外因造成血糖的升高。

(5)胰岛素泵所使用的胰岛素为短效或超短效,而不可使用预混或长效、中效胰岛素,以避免伤损器械。

(6)因为胰岛素泵为长期、小剂量的连续皮下注射,因此和每日的2针、3针、4针的注射相比较所使用的胰岛素的剂量较少,一般可确定全天所用针注射剂量的75%~85%作为胰岛素泵所使用的全天胰岛素使用量,其中的50%作为全天的连续小剂量注射使用(通常称其为基础量,下同);而另50%作为每天三餐前的临时注射量(称其为追加量,下同)。一般情况下在患者住院安装泵时,医生即为患者调整好了基础量的时段及相关用量,此量在患者出院后一般不要轻易调整,以避免发生酮症等意外;而追加量则一般是早餐前>晚餐前>午餐前,此量患者可适当调整,但是大原则不可改变,否则也易产生低血糖等意外情况。

(7)胰岛素泵在使用过程有可能出现堵管、漏夜等意外情况,因此要求患者在使用中应熟练掌握意外情况的处理方法,出现上述情况若非器械本身的故障,其可能性有如下几点:①针头扎入皮下时有血反流回管道;②针头扎入皮下时有空洞感;③针头扎入皮下的脂肪层较浅。这几点均有可能发生上述情况,在此情况下应及时更换耗材及注射部位,以避免高血糖的出现。

6.胰岛素泵使用流程

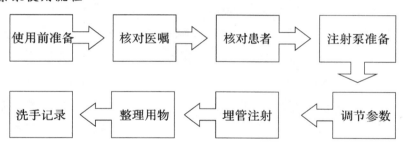

胰岛素笔的使用

1.胰岛素笔的使用方法

(1)携用物至患者床旁,向患者解释注射的方法和目的,要求配合。

(2)根据不同注射部位采取不同体位。

(3)注射部位选择。腹部:整个腹部,避开脐周半径5cm的范围。腿:大腿距膝关节及腹股沟各一掌(6~8cm)的中间段,避开内侧区,选择上面及外侧面注射。以上两个部位适合患者自己注射。臂:双臂的三角肌后外侧缘,避开三角肌。此处适合其他人帮助患者注射。

避免重复注射同一部位。可有计划地安排,按顺时针或逆时针注射的方法,每次注射更换部位,前后两次注射点之间相距两手指宽度。

(4)保持注射部位清洁干燥,用75%酒精消毒。

(5)皮下注射,避免在感染、硬结、瘢痕或皮肤颜色改变处注射。

(6)拔针。

(7)安置患者。

(8)整理用物。

(9)洗手、记录。

2.胰岛素笔使用注意事项

(1)更换针头或笔芯,或拆开胰岛素笔,必须用1~2U胰岛素排气。排气或注射前必须(如为预混制剂)摇匀。注意手势,应平稳地上下颠倒(30次),使药液充分混合,避免剧烈震荡。

(2)使用消毒剂消毒皮肤后,须待干,再注射,先调节至需注射的胰岛素量,然后用一手轻轻捏起皮肤,另一手持笔进针,用拇指按压胰岛素笔注射按钮到底,保留针头在皮下约30秒后再拔针,以保证药液完全进入体内。

(3)注射后防止低血糖:①注射后30分钟内必须进食。如出现心慌、出冷汗、头晕、四肢发抖、乏力等立即进食。②注射后、进食前不宜过度活动。③如出现低血糖反应,应立刻进食并到医院就诊或减少胰岛素用量。

(4)胰岛素笔及胰岛素的保存:①尚未使用的胰岛素须放入冰箱冷藏(2~8℃)。②已经装入胰岛素笔内的可放于室温(低于25℃),最多可保存30天。③已经装入笔内的胰岛素,应连外盒平放。忌针头朝下竖放(以防止药液自流)。胰岛素禁冷冻和日光暴晒。外出旅行时,必须随身携带。禁忌放入行李托运(因行李舱内无空调,室温不恒定,易失效)。

(5)针头的更换:①原则上一次一换,因为重复使用会使针头出现毛刺、倒钩,增加注射时的疼痛,增加针头断于体内的危险。②如患者考虑经济因素而需重复使用时,则应注意以下几点:只能本人重复使用;不使用时一定要盖上针帽;避免针头触及其他物品;不要用酒精等消毒针头;针头变弯或变钝后不应再用;尽量减少重复使用的次数,反复使用不要超过10次或

3天。

3.胰岛素笔使用流程

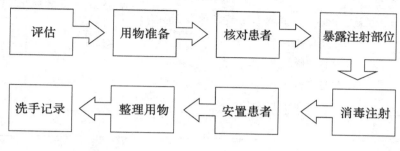

评估 → 用物准备 → 核对患者 → 暴露注射部位 → 消毒注射 → 安置患者 → 整理用物 → 洗手记录

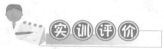

详见考核参考标准。

实训十五　胰岛素笔及胰岛素泵的使用考核参考标准

项目总分		操作技术标准	分值	得分
素质要求 （4分）		• 着装整齐,仪表端庄	2	
		• 报学号、姓名及操作项目,态度和蔼,面带微笑	2	
操作前准备 （8分）		• 评估环境:温湿度适宜,安静整洁,光线适中,便于注射	3	
		• 用物准备:胰岛素、胰岛素笔、胰岛素泵、注射器、消毒用品、胶布	3	
		• 学生准备(开始计时)	2	
操作步骤 （76分）	患者评估	• 评估患者的神志、血糖、脉搏、呼吸、注射部位皮肤、配合程度	3	
	核对患者	• 携用物至患者床旁,核对患者,解释注射的目的、意义以及配合方法	3	
	注射泵的 使用	• 计算胰岛素的用量	8	
		• 选择注射部位,安置体位	8	
		• 安置注射泵	8	
		• 置管、注射	8	
	注射笔的 使用	• 注射部位选择,安置体位	8	
		• 消毒	8	
		• 注射	8	
		• 拔针	8	
	安置患者	• 嘱患者平卧、穿好衣服、盖好被子	3	
	整理用物	• 整理用物、洗手、记录(计时结束)	3	

项目总分	操作技术标准	分值	得分
综合评价 （12分）	· 举止端庄,仪表大方,操作规范,熟练有序	2	
	· 操作正确	2	
	· 辨认准确	4	
	· 描述完整	2	
	· 操作时间在 15 分钟内	2	
总分		100	

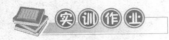

书写实训报告。

实训十五　胰岛素笔及胰岛素泵的使用实训报告

姓名		实训日期		学号	
班级		带教教师		评分	

【实训目的】

【用物准备】

【实训步骤】

【注意事项】

教师签名：

批阅时间：

实训十六 内分泌系统典型病例分析

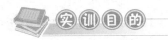

学生在教师的引导下,以护士角色运用护理程序对糖尿病患者的病例资料进行综合分析,并制订相应的护理措施,培养学生的临床护理思维及提高临床护理能力。

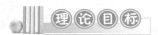

(1)掌握糖尿病患者的临床表现及相应的护理措施。

(2)熟悉糖尿病病因、发病过程、诊断及治疗要点。

(3)了解糖尿病患者的辅助检查,并能对结果进行分析。

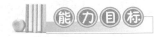

(1)熟练掌握护理程序,能对糖尿病患者进行护理评估。

(2)能够对糖尿病患者的病例资料独立分析,并能找出患者现存的或潜在的护理问题。

(3)能够综合运用所学知识对糖尿病患者提出合理的护理措施。

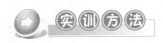

教师展示病例资料,并提出问题作为学习任务,学生分组进行讨论,每组派代表回答,教师在对学生的答案进行点评后进行全面而细致的解析。依据患者的病情变化提问新的问题,由此来培养学生的临床思维及应变能力。

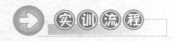

张某,男,50岁,机关工作。因口干、多饮、多尿、体重减轻近2个月,发现血糖升高3天入院。

任务一 接诊护士应主要从哪些方面进行护理评估?

患者食欲一贯较好,大便正常,睡眠尚可。患者主诉皮肤瘙痒,两手指尖有麻木感。已婚,育有一子一女,爱人与子女均身体健康,父亲7年前死于糖尿病肾病。患者家庭和睦,经济状况良好,性格开朗。

体格检查:体温36.5℃,脉搏96次/分,呼吸16次/分,血压120/86mmHg,身高170cm,体重72kg。躯干皮肤有明显抓痕,且干燥。

实验室检查:空腹血糖8.8mmol/L;餐后2小时血糖15mmol/L;糖化血红蛋白(HbAlc)8.0%;甘油三酯、胆固醇增高,高密度脂蛋白降低。

心电图检查正常。

临床诊断:2型糖尿病,糖尿病神经病变。

任务二 根据主诉及实验室检查,患者主要存在哪些护理问题?

任务三 针对上述护理问题,护士主要采取哪些护理措施?

假设患者在入院当晚出现恶心、呕吐、嗜睡、烦躁,呼吸深快并伴烂苹果味。

任务四 患者最有可能发生了什么?

任务五 此时护士应如何配合医生抢救?

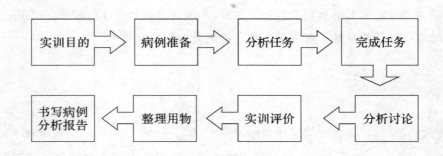

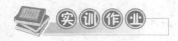

书写病例分析报告。

实训十六 内分泌系统典型病例分析报告

姓名		实训日期		学号	
班级		带教教师		评分	

【实训目的】

【病例分析】

教师签名：

批阅时间：

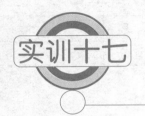

实训十七　　　　　**腰椎穿刺**

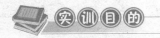

（1）掌握腰椎穿刺术的目的。腰椎穿刺可用于协助中枢神经系统疾病的病因诊断，也可以用于鞘内注射药物以及测定颅内压力，了解蛛网膜下腔是否阻塞等。

（2）能有效配合医生进行腰椎穿刺。

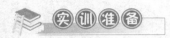

1.护士准备

熟悉实验内容，衣帽整洁，戴口罩，洗手。

2.用物准备

腰椎穿刺包、治疗盘（碘酒、酒精、棉签、胶布、1％普鲁卡因）、手套、闭式测压表或玻璃测压管。需做培养者，备培养基。

3.患者评估

评估患者穿刺部位皮肤、脊柱情况。术前向患者或家属说明穿刺目的以取得配合。术前做普鲁卡因皮试，嘱患者排空大小便。

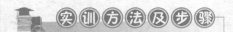

（一）实训方法

（1）观看腰椎穿刺的多媒体教学影像资料。

（2）由教师示教腰椎穿刺的方法。

（3）教师示教完毕后，学生进行单独训练，教师巡回指导。

（4）教师总结与反馈。

（5）学生完成实训报告。

（二）操作步骤

（1）携用物至患者床旁。

（2）向患者说明穿刺的目的和大致过程,消除患者顾虑,争取患者合作。

（3）摆好体位。患者侧卧于硬板床上,背部与床沿平齐并与床面垂直,屈髋抱膝紧贴腹部,使脊柱尽量后突以增宽椎间隙,便于进针;或由助手在术者对面用一手抱住患者头部,另一手挽住双下肢腘窝处并用力抱紧亦可。

（4）确定穿刺点。以髂后上棘连线与后正中线的交会处为穿刺点,此处为第3腰椎间隙,有时也可在上一个或下一个腰椎间隙进行。

（5）消毒麻醉。常规消毒皮肤。打开穿刺包,戴无菌手套并检查包内器械,铺无菌孔巾,用1‰普鲁卡因自皮肤到椎间韧带做局部麻醉。

（6）穿刺。术者用左手固定穿刺点皮肤,右手持穿刺针以垂直背部的方向缓慢刺入,当感到阻力突然降低时,穿刺针已穿过硬脊膜,再进少许即可。成人进针深度为4～6cm,儿童则为2～4cm。此时可将针芯慢慢抽出(以防脑脊液迅速流出,造成脑疝),即可见脑脊液流出。

（7）测压。在放液前先接上测压管测量压力。正常侧卧位脑脊液压力为0.78～1.76kPa(80～180mmH$_2$O)或40～50滴/分。若需了解蛛网膜下腔有无阻塞,可进一步做 Queckenstedt 试验:由助手先压迫一侧颈静脉约10秒,然后再压另一侧,最后同时按压双侧颈静脉。正常人双侧颈静脉受压后,脑脊液压力会迅速升高一倍以上,解除压迫后10～20秒,迅速降至原来水平,称为梗阻试验阴性,提示蛛网膜下腔通畅;若压迫颈静脉后,脑脊液压力不升高,则为梗阻试验阳性,提示蛛网膜下腔完全阻塞;若施压后压力缓慢上升,放松后又缓慢下降,提示有不完全阻塞。凡颅内压增高者,禁做此项试验。

（8）留取标本。撤去测压管,收集脑脊液2～5ml送检;如需做培养时,应用无菌操作法留取标本。

（9）拔针。术毕,插入针芯后拔出穿刺针,覆盖消毒纱布,用胶布固定。

（10）术后。患者去枕俯卧(如有困难则平卧)4～6小时,以免引起术后低颅压头痛。

（三）注意事项

（1）进针应缓慢,以免用力过猛刺伤马尾神经或血管。

（2）穿刺过程中若患者出现脉搏、呼吸、面色异常等症状时,应立即停止操作,并做相应处理。

（3）鞘内给药时,应先放出等量脑脊液,然后再注入药液。

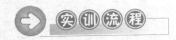

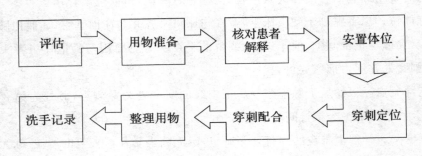

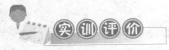

详见考核参考标准。

实训十七　腰椎穿刺考核参考标准

项目总分		操作技术标准	分值	得分
素质要求 （4分）		· 着装整齐,仪表端庄	2	
		· 报学号、姓名及操作项目,态度和蔼,面带微笑	2	
操作前准备 （8分）		· 评估环境:温湿度适宜,安静整洁,光线适中,便于穿刺	3	
		· 用物准备:腰椎穿刺包、治疗盘（碘酒、酒精、棉签、胶布、1%普鲁卡因）、手套、闭式测压表或玻璃测压管。需做培养者,备培养基	3	
		· 学生准备（开始计时）	2	
操作 步骤 （76分）	患者评估	· 评估患者的神志,穿刺部位皮肤,配合程度	3	
	核对患者	· 携用物至患者床旁,核对患者,解释穿刺的目的、意义以及配合方法	2	
	安置体位	· 摆好体位。患者侧卧于硬板床上,背部与床沿平齐并与床面垂直,屈髋抱膝紧贴腹部,使脊柱尽量后突以增宽椎间隙,便于进针;或由助手在术者对面用一手抱住患者头部,另一手挽住双下肢腘窝处并用力抱紧亦可	6	

项目总分		操作技术标准	分值	得分
操作步骤（76分）	腰椎穿刺	• 确定穿刺点。以髂后上棘连线与后正中线的交会处为穿刺点,此处为第3腰椎间隙,有时也可在上一个或下一个腰椎间隙进行	6	
		• 消毒麻醉。常规消毒皮肤。打开穿刺包,戴无菌手套并检查包内器械,铺无菌孔巾,用1%普鲁卡因自皮肤到椎间韧带做局部麻醉	6	
		• 穿刺。术者用左手固定穿刺点皮肤,右手持穿刺针以垂直背部的方向缓慢刺入,当感到阻力突然降低时,穿刺针已穿过硬脊膜,再进少许即可。成人进针深度为4～6cm,儿童则为2～4cm。此时可将针芯慢慢抽出(以防脑脊液迅速流出,造成脑疝),即可见脑脊液流出	8	
	测压	• 接测压管。在放液前先接上测压管测量压力。正常侧卧位脑脊液压力为0.78～1.76kPa(80～180mmH$_2$O)或40～50滴/分。	8	
		• 若需了解蛛网膜下腔有无阻塞,可进一步做Queckenstedt试验:由助手先压迫一侧颈静脉约10秒,然后再压另一侧,最后同时按压双侧颈静脉	8	
		• 正常人双侧颈静脉受压后,脑脊液压力会迅速升高一倍以上,解除压迫后10～20秒,迅速降至原来水平,称为梗阻试验阴性,提示蛛网膜下腔通畅;若压迫颈静脉后,脑脊液压力不升高,则为梗阻试验阳性,提示蛛网膜下腔完全阻塞;若施压后压力缓慢上升,放松后又缓慢下降,提示有不完全阻塞。凡颅内压增高者,禁做此项试验	8	
		• 留取标本。撤去测压管,收集脑脊液2～5ml送检;如需做培养时,应用无菌操作法留标本	8	
		• 拔针。术毕,插入针芯后拔出穿刺针,覆盖消毒纱布,用胶布固定	8	
	安置患者	• 术后,患者去枕俯卧(如有困难则平卧)4～6小时,以免引起术后低颅压头痛	3	
	整理用物	• 整理用物、洗手、记录(计时结束)	2	

项目总分	操作技术标准	分值	得分
综合评价 （12 分）	·举止端庄,仪表大方,操作规范,熟练有序	2	
	·操作正确	2	
	·辨认准确	4	
	·描述完整	2	
	·操作时间在 25 分钟内	2	
总分		100	

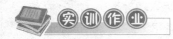

书写实训报告。

实训十七　腰椎穿刺实训报告

姓名		实训日期		学号	
班级		带教教师		评分	

【实训目的】

【用物准备】

【操作步骤】

【注意事项】

教师签名：

批阅时间：

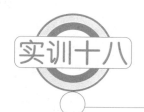 实训十八 **神经系统疾病典型病例分析**

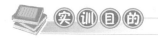 实训目的

在教师引导下,学生从护士角色对自发性脑出血患者的病例资料进行分析,做出护理诊断,制订合理的护理措施,从而培养学生的临床思维能力。

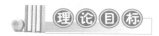 理论目标

(1)掌握脑出血患者的常见临床表现和相应的护理措施。

(2)熟悉脑出血的常见病因、诱因和诊疗要点。

(3)了解脑出血患者常用的辅助检查。

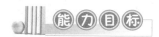 能力目标

(1)能够对脑出血患者进行护理评估。

(2)能够对患者的病例资料进行综合分析,找出患者现存的或潜在的护理问题。

(3)能够运用所学知识对脑出血患者提供合理的护理措施。

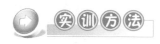 实训方法

教师展示病例资料,提出问题作为学习任务,学生分组讨论,派代表回答问题,教师做点评或启发引导学生把问题考虑得更加全面、细致、深入。以患者病情变化为线索,根据病情变化提出新的问题,由学生加以解决,以此培养学生的临床思维能力。

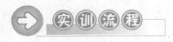

病例资料

王某,男,69岁,于家中如厕时突感头晕、头痛,伴右侧肢体无力,随即倒地,家人急送入院。

任务一 接诊护士应主要从哪些方面进行护理评估?

经询问家属得知患者既往有高血压病史26年,长期服药控制。

体格检查:体温36.5℃,脉搏128次/分,呼吸26次/分,血压195/105mmHg。双肺呼吸音清,未闻及干、湿啰音。心律齐,各瓣膜听诊区未闻及杂音。腹软,肝、脾肋下未触及。患者呈中度昏迷状态,小便失禁。双眼球向右侧斜视,对光反射迟钝。双瞳孔等大,直径约2mm。右侧肢体肌张力增高,巴宾斯基征阳性。

实验室检查:Na^+ 150mmol/L,Cl^- 104mmol/L,K^+ 3.9mmol/L,血糖13.8mmol/L,尿素氮7.6mmol/L。

心电图检查:窦性心动过速。

头颅CT:左基底节区高密度血肿。

临床诊断:左侧基底节区脑出血,高血压。

任务二 根据上述资料,该患者主要存在哪些护理问题?

任务三 针对患者目前情况,护士主要应采取哪些护理措施?

患者入院后,即刻给予调整血压,控制脑水肿治疗。

任务四 试述脑出血患者调整血压,控制脑水肿的意义和注意事项。

患者入院3天后,护士发现患者频繁呕吐,血压持续升高,呼吸不规则,双侧瞳孔不等大。

任务五 此时患者最有可能发生什么危险,护士应如何配合医生积极抢救?

患者经抢救脱离危险,2周后病情趋于平稳,复查CT显示出血灶部分吸收。

任务六 此时护士如何开展康复护理?

实训流程

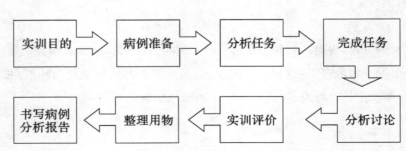

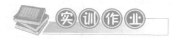

书写病例分析报告。

实训十八 神经系统疾病典型病例分析报告

姓名		实训日期		学号	
班级		带教教师		评分	

【实训目的】

【病例分析】

教师签名：

批阅时间：